青

す

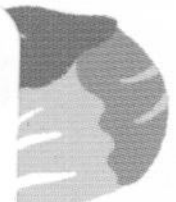

ブロ ツ、セロリ、
柑橘類、いちご、ミント、あさりなど

肝＝目

起こりやすい不調

目の痛み・乾燥、イライラ、
落ち込みやすい、お腹が張る

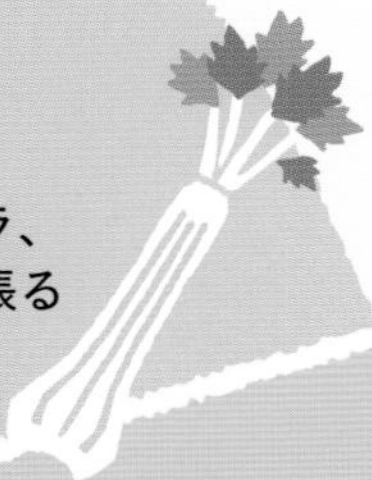

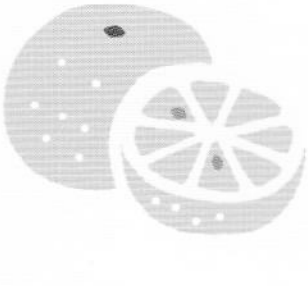

2-4月

春

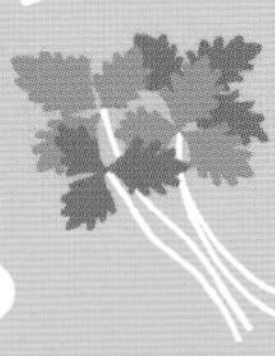

5-7月

夏

心＝舌

起こりやすい不調

動悸、息切れ、味覚障害、
口内炎、のぼせ、熱中症

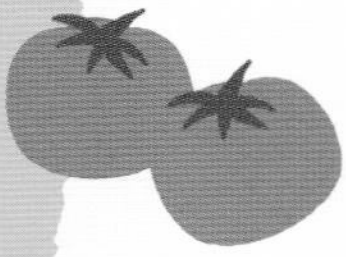

夏

赤いもの＆苦い食材

アスパラガス、ごぼう、梅、みょうが、みつば、
あずき、トマト、ピーマン・パプリカ、マグロなど

口唇

不調

痢・軟便、疲労、
感

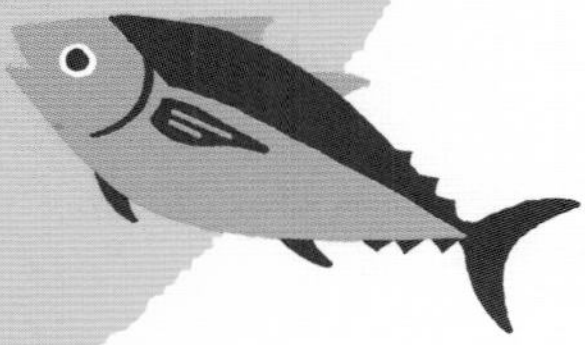

甘い食材

ちゃ、
しいたけ、大豆など

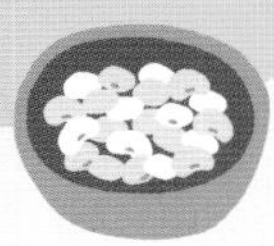

四季の特徴&食材早見表

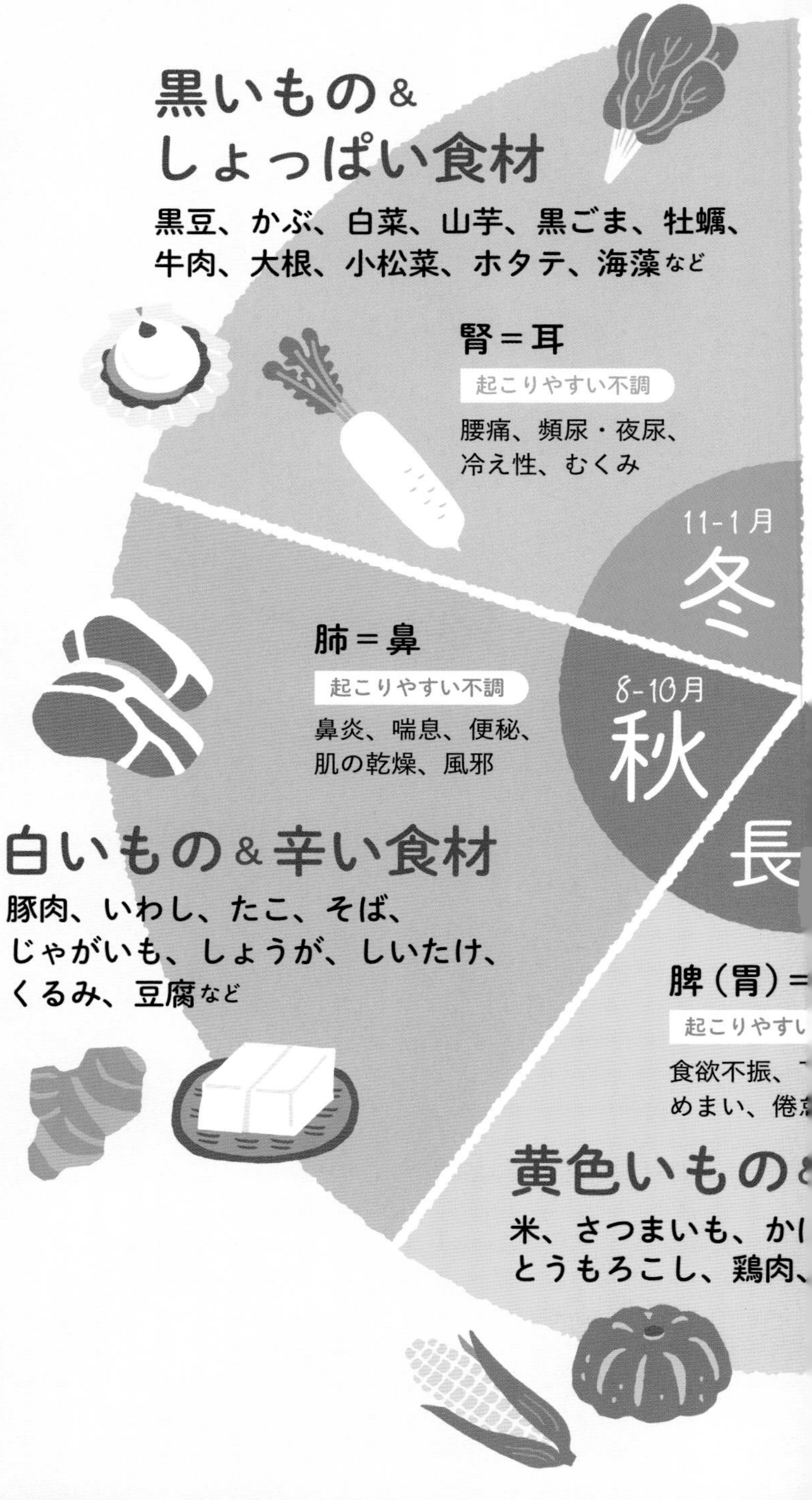
黒いもの&
しょっぱい食材
黒豆、かぶ、白菜、山芋、黒ごま、牡蠣、
牛肉、大根、小松菜、ホタテ、海藻など
腎＝耳
起こりやすい不調
腰痛、頻尿・夜尿、
冷え性、むくみ
11-1月
冬
肺＝鼻
起こりやすい不調
鼻炎、喘息、便秘、
肌の乾燥、風邪
8-10月
秋
長
白いもの&辛い食材
豚肉、いわし、たこ、そば、
じゃがいも、しょうが、しいたけ、
くるみ、豆腐など
脾（胃）＝
起こりやすい
食欲不振、
めまい、
黄色いもの
米、さつまいも、か
とうもろこし、鶏肉、

12か月の食べ合わせ暦

毎日の食事で心と体をととのえる漢方ごはん

中医学監修：櫻井大典
食薬・レシピ監修：井澤由美子

永岡書店

はじめに

漢方や中医学というと小難しい感じがしますが、私たちが日々、食べている食事も漢方もしくは中医学の治療方法の一つになり得るんです。というのも、漢方薬に使われている生薬たちは草や木の根、実や皮などが大部分を占めます。たまに動物の角や骨、虫なども使いますが、ほとんどが草根木皮《そうこんもくひ》といわれる植物。漢方の煎じ薬を飲むことは、いわば水炊きの際の汁を飲むようなものなんです。

それら〝生薬〟と、私たちが日々口にする〝野菜〟にはどういった違いがあるのかというと、一番大きいのは味です。おいしいかどうか。おいしいものはおおむね野菜と呼ばれ、おいしくはないけれど薬効があるものは〝生薬〟と呼ばれています。なつめやしょうがのように、たまにおいしくて薬効も強いといった、どちらにも属するものもありますが、おおむねおいしいものが野菜、おいしくないものが薬とされています。なので、食と薬は大差がないんです。

中医学には「薬食同源」という言葉があります。これは、薬も食もその源は同じという意味。日々の食事をおろそかにしないことで、漢方薬を飲むように病気を遠ざけたり、症状を最小限にして病を通過させたり、健康寿命をのばすことができるという意味でもあります。

この本が、そういった食事を日々の健康に役立てる際の参考になれば嬉しいです。

櫻井大典

この本の使い方

本書では、中医学に基づいて、
心と体を健やかに整える暮らしのコツを紹介しています。
1か月ごとに、その月の旬の食材およびその食材を使ったおすすめのレシピを
掲載していますので、日々の食養生に役立ててください。

1月

JANUARY

一年のスタート！
健康な心身の土台を作ろう

黒い食材＆鹹味で
腎の働きをサポート

1月は一年の始まり。「今年こそ早寝早起きしよう」「ジムに通おう」など、心新たに決意する人も多いですよね。今年はぜひその決意を胸に持ち続けて、行動に移していきましょう。

冬は寒さゆえに、一年の中でも特に体への負担が増す時期です。というのも、体は外の寒さに負けないよう大量のエネルギーを使って体温を保ち続ける必要があるから。ですからこの時期は特に、生命力を司《つかさど》る腎《じん》（P15）を養うことが大切になってきます。

腎は精という生命エネルギーを蓄える場所で、体内の水分バランスを調整したり、体を温めたりします。冬の間、絶え間なく働き続けている腎が弱ると、体の冷えや気力の衰え、記憶力の低下、足腰が弱るといったいわゆる老化現象が現れます。そうした症状が現れる前に、腎を養う食材を積極的に食べましょう。

腎を養うのは、黒ごまや黒きくらげ、のり、牡蠣といった黒色の食べ物と、ホタテやたらなど魚介類に多い鹹味《かんみ》（しょっぱい味）の食べ物です。今が旬の牡蠣は両方を併せ持っていますから、1月のレスキュー食材といえるでしょう。

また、夜更かしをしたり、過度なストレスを抱えたまま頑張りすぎるといったことも腎の負担になります。新年だからといってアクセルを踏みすぎず、適度にゆるりと過ごすことも大切ですよ。

体質別 今月のおすすめ食材

気虚タイプ
牛肉→P60
ホタテ→P63
たら→P66
もち→P68
牡蠣→P70

血虚タイプ
牛肉→P60
ホタテ→P63
卵→P64
たら→P66
黒ごま→P67
牡蠣→P70

陰虚タイプ
小松菜→P58
牛肉→P60
卵→P64
白きくらげ→P63
たら→P66
水菜→P67
黒ごま→P67
かに→P70
牡蠣→P70

54

その月の特徴や暮らし方

季節の変化は、私たちの心と体にさまざまな影響を与えます。12か月それぞれの気候の変化を追いながら、その月に起こりやすい心身のトラブルや、暮らしの整え方をお伝えします。

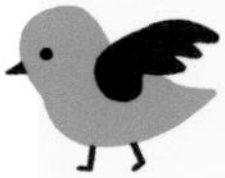

体質別のおすすめ食材

旬の食材の中で、特にその月におすすめなものを体質別に紹介しています（コラムで紹介している食材もあります）。体質診断（P18）で今の自分の体質を確認してから、チェックしてみてくださいね。

HOW TO USE

その月に 起こりやすい不調

今月、心と体に起こりやすい不調を２つピックアップしています。解消するためのおすすめ食材や暮らし方のヒントを取り上げます。

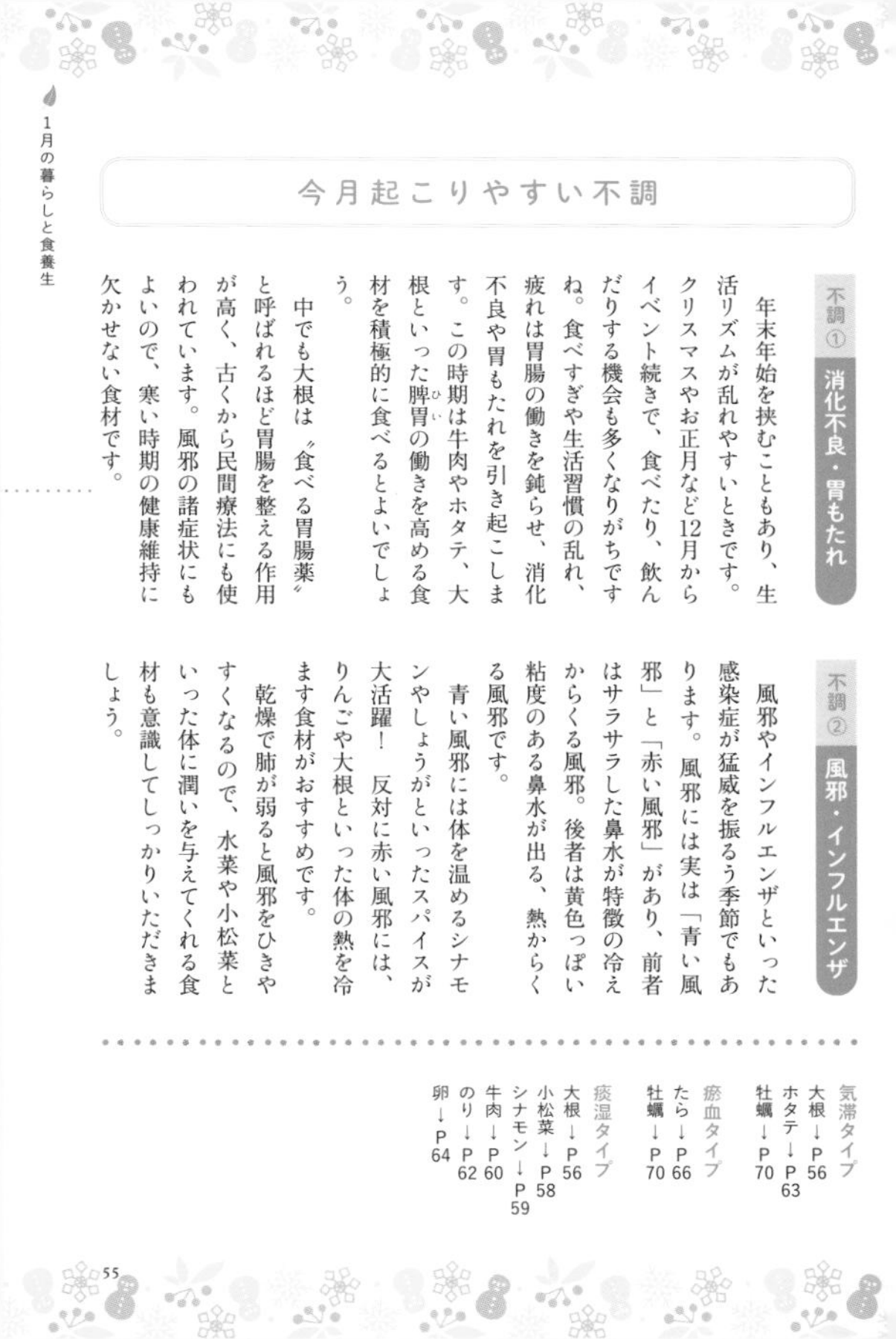

1月の暮らしと食養生

今月起こりやすい不調

不調① 消化不良・胃もたれ

年末年始を挟むこともあり、生活リズムが乱れやすいときです。クリスマスやお正月など12月からイベント続きで、食べたり、飲んだりする機会も多くなりがちですね。食べすぎや生活習慣の乱れ、疲れは胃腸の働きを鈍らせ、消化不良や胃もたれを引き起こします。この時期は牛肉やホタテ、大根といった脾《ひ》胃《い》の働きを高める食材を積極的に食べるとよいでしょう。

中でも大根は〝食べる胃腸薬〟と呼ばれるほど胃腸を整える作用が高く、古くから民間療法にも使われています。風邪の諸症状にもよいので、寒い時期の健康維持に欠かせない食材です。

不調② 風邪・インフルエンザ

風邪やインフルエンザといった感染症が猛威を振るう季節でもあります。風邪には実は「青い風邪」と「赤い風邪」があり、前者はサラサラした鼻水が特徴の冷えからくる風邪。後者は黄色っぽい粘度のある鼻水が出る、熱からくる風邪です。

青い風邪には体を温めるシナモンやしょうがといったスパイスが大活躍！　反対に赤い風邪には、りんごや大根といった体の熱を冷ます食材がおすすめです。

乾燥で肺が弱ると風邪をひきやすくなるので、水菜や小松菜といった体に潤いを与えてくれる食材も意識してしっかりいただきましょう。

気滞タイプ
大根↓P56
ホタテ↓P63
牡蠣↓P70

瘀血タイプ
たら↓P66
牡蠣↓P70

痰湿タイプ
大根↓P56
小松菜↓P58
シナモン↓P59
牛肉↓P60
のり↓P62
卵↓P64

55

食材の
五性・五味

食材がもつ体を冷ましたり、温めたりする性質「五性」（P46）と、食材の味と効能を示す「五味」（P47）を表示しています。

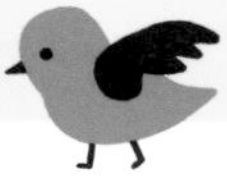

小松菜

平　甘　辛

こんなときにおすすめ

- 疲れている
- イライラする
- 貧血気味

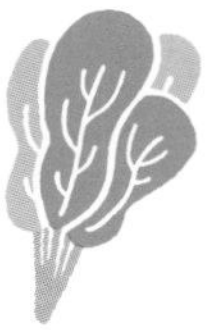

鉄分、カルシウムが豊富！
体内に血を増やす

クセがなくて食べやすく、アクが少ないので下処理なしで使える便利野菜。中華料理にもよく使われますが、実は日本生まれです。

小松菜は鉄分やカルシウムを豊富に含んでおり、鉄分の吸収を促すビタミンCもたっぷり。ドロドロになった血液をきれいにする働きもあります。

血を作り出す力を高め、血液を増やしてくれるので、貧血気味のときや血虚《けっきょ》タイプの人は積極的にとるといいでしょう。鉄分が不足しやすい妊婦さんにもおすすめ。血流がよくなることで、血行不良が原因で起こっていた肩こりを解消する効果もあります。

また、中医学的に見ると、陰を補い、腸を潤す効果もあるとされています。乾燥からくる便秘やコロコロした便に悩んでいる人は、おひたしや汁物にしてたっぷりいただきましょう。

おすすめの食べ方

小松菜と同じくカルシウムが豊富な干しえびやツナは相性抜群。また、油と一緒に食べるとカロテンの吸収率がアップするため、油を使って炒め物にしても。

58

食材の特徴

どんなときにこの食材をとると効果的かを掲載しています。

おすすめの食べ方、
避けたい食べ方

おすすめの食べ方では「こうすると効能が増す」「こうすると栄養が高まる」などといった豆知識を紹介。「避けたい食べ方」は気をつけたい食べ方があるもののみ掲載しています。

HOW TO USE

その食材を使った おすすめレシピ

食材の効能を引き出したり、相乗効果で作用が高まる食べ合わせを用いたレシピを各食材につき1～3つ紹介しています。

1月のおすすめ食材／小松菜

小松菜のおすすめレシピ

小松菜と桜えびのナムル

カルシウム豊富な小松菜×桜えびで骨をますます丈夫に！
桜えびの温め効果で冷え性の人にもいいですよ。

材料〈2人分〉

小松菜…1/2束
桜えび…大さじ2
A にんにくのすりおろし…小さじ1/2
　塩…2つまみ
ごま油…小さじ2～3

作り方

1 小松菜は4cm長さに切って水にさっとさらす。
2 フライパンに**1**を水気がついたまま入れ、桜えび、**A**を散らし、全体にごま油を回しかける。ふたをして中強火で2分ほど蒸し焼きにする。

小松菜とさば缶のあら汁

さばのビタミンDが小松菜のカルシウムの吸収をサポート！
みそは冷え解消によく、骨を強くし、便秘解消にもおすすめです。

材料〈2人分〉

小松菜…2～3株
長ねぎ…8cm
だし汁…300cc
さば水煮缶…1缶（190g）
みそ…大さじ1～2
しょうがのすりおろし…適量
ラー油…少々

作り方

1 小松菜は4cm長さに切る。長ねぎは小口切りにする。
2 小鍋にだし汁を入れて中火で熱し、**1**の小松菜と汁ごとのさば缶を入れて温める。みそを溶き入れる。
3 **2**を器に盛ってねぎ、しょうがを入れ、ラー油をふる。

ゆるゆる養生メモ

そのほかの旬の食材や簡単レシピ、心と体を健康にする暮らしのアイデアをご紹介。食に関するコラムはご飯のアイコン、暮らしに関するコラムにはリスのアイコンがついています。

ゆるゆる養生メモ

シナモンは冷えからくる不調に効果的

パンやお菓子によく使われるスパイス、シナモン。熱性で体を温めるパワーが強いので、寒いこの時期にぴったり。冷えからくるお腹の不調や肩こり、生理痛を緩和する効果があります。寒さで疲れやすい、冷えやすいときにも有効です。

発汗や解熱を促すので、しょうがと同じく冷えからくる風邪のときにもおすすめです。

59

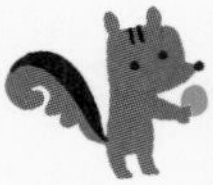

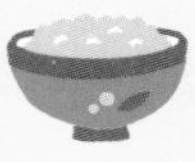

CONTENTS

4月の暮らしと食養生

今月積極的にとりたい食材

5月の暮らしと食養生

今月積極的にとりたい食材

6月の暮らしと食養生

今月積極的にとりたい食材

7月の暮らしと食養生

今月積極的にとりたい食材

8月の暮らしと食養生

今月積極的にとりたい食材

中医学と
漢方ごはんの基本

まずは中医学の基本的な考え方と体質診断、
身近な食材を使って心身を健康にする「漢方ごはん」に
ついて紹介します。

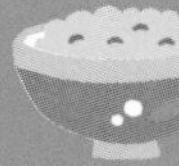

中医学の健康観

中医学とは何千年もの歴史をもつ、中国の伝統医学。
病気を治すことだけにフォーカスせず、
不調を生み出す暮らしや体質の改善を目指します。

どこにも偏っていない「中庸」を目指す

古代中国から伝わる中医学。薬膳や気功などは現代でもおなじみですが、これらはすべて中医学の元である陰陽《いんよう》五行論《ごぎょうろん》から生まれたもの。中医学の大きな特徴は、体の不調や病気を治すだけでなく、病気の予防や体質改善を重視していることです。

例えば胃腸の調子が悪いからと薬を飲んで一瞬よくなったとしても、胃腸に負担がかかる食生活を続けていると根本的な解決にはなりません。消化しやすい食事をし、夜は早めに休む……そんなふうに食事や暮らしそのものにもアプローチしていきます。

心身の不調を作り出すのは、過度なバランスの乱れ。次ページに挙げた三つの要因があります。働きすぎや食べすぎというふうに何かが過剰だったり、短時間しか眠らない、適切な食事をとらないなど何かが不足している状態。バランスを欠いた暮らしによって少しずつ歯車が乱れていくのです。

中医学が考える健康の定義とは「バランスが取れていること」＝中庸《ちゅうよう》。「よく眠れているか？　よく食べているか？　よく便が出ているか？」をチェックしてみましょう。朝目覚めるとお腹が空いていて、しっかりと食事がとれて、一日に一、二回、バナナのような便が出る。夜はよく眠れる。これが一つの目安です。これらができていれば心身は調和が取れていて、健康であるといえますよ。

病気を引き起こす三つの要因

外因

気象変化など外側の事象。

例：風、寒、暑、湿、燥、火

激しい風やひどい寒さ・暑さ、高い湿度など環境が与えるストレスのこと。極端な自然環境や住環境で暮らすことは、心身に悪い影響を及ぼします。

内因

感情など心身の状態。

例：怒、喜、思、悲、怖

過度な感情の揺れもバランスを崩す原因になります。怒りが強いと肝臓、喜びすぎると心臓を乱すなどといわれています。

不内外因

主に生活習慣など上記の内因・外因以外の原因。

例：過労、運動不足、暴飲暴食、ケガ、夜更かし

働きすぎや食べすぎといった生活習慣の乱れも病気の原因に。早く寝る、甘いものを食べすぎない、適度に運動するなどちょっとした工夫で改善できます。

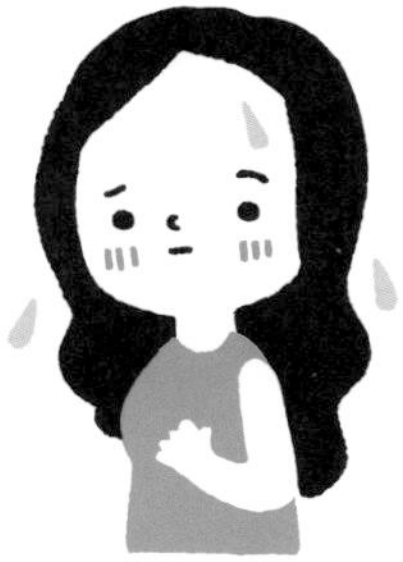

心と体はつながっている

人間は自然から切り離された存在ではなく、
季節や環境からの影響を常に受けています。
ここではその考え方の一端を見ていきましょう。

四季の変化に調和し自然とともに生きる

中医学の特徴の一つは、心と体を別々に捉えないことです。心と体は表裏一体で、影響し合っている。さらにいえば心と体だけでなく、自然や季節の変化など、外の世界も含めて、すべてが自分とつながっていると考えます。

　この考え方は陰陽五行にも現れています。陰陽五行とは自然界に存在するものを木・火・土・金・水という五つの要素（五行）と、陰陽の二つの性質に分ける古代中国の哲学で、中医学の根本的な理論。日中が陽、日没後は陰。五行もそれぞれが影響しながらバランスを取り合っています。

　また、五行を体の機能に当てはめたものを五臓《ごぞう》といい、肝《かん》・心《しん》・脾《ひ》・肺《はい》・腎《じん》の五つがあります。これらは肝臓や心臓といった実際の器官ではなく、働きや機能を指すもの（次ページ参照）。例えば春は肝が司《つかさど》っていて、肝が管轄する目や自律神経系、精神情緒系の不調が出やすいとき。ですから肝の働きを補う食事をしたり、頑張りすぎないといった工夫が大切（巻頭のとじ込みも参照してください）。人間はあくまで自然の一部。ですから、自然に沿った暮らしをすることが心身の健康にも大切なのです。

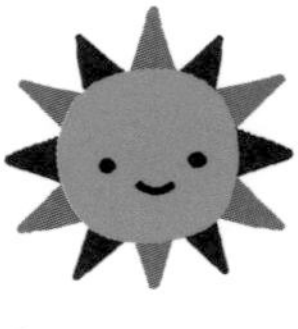

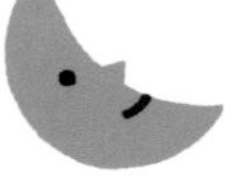

五臓の働き

心《しん》

血を体じゅうに巡らせるポンプとして働くほか、精神を安定させる作用も。心が不調になると、動悸《どうき》や息切れ、脈が飛ぶなどのトラブルに。すべての臓腑《ぞうふ》を統括する役目もあり、心が弱るとすべての臓腑の機能が低下する。

心を補う食材……**小麦、なつめ、ゆり根、卵、はすの実など**

肝《かん》

血《けつ》を貯蔵し、血流量をコントロール。臓腑の生理機能がスムーズに働くよう調節している。自律神経にも作用し、肝が弱るとイライラや不安、下痢や便秘などさまざまな心身の不調が起こる。

肝を補う食材……**あさり、しじみ、いちご、いか、クコの実、ミントなど**

脾《ひ》

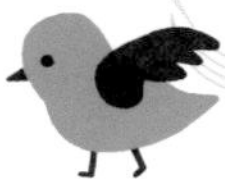

胃とともに消化吸収を司り、気や血、潤いを作り出し、全身に送り出す。血液を血管内に留める働きも。脾を病むと胸焼けやしゃっくりをしたり、くよくよ思い悩んだりする。

脾を補う食材……**米、さつまいも、かぼちゃ、とうもろこし、鶏肉、大豆など**

腎《じん》

生命力の源の精を蓄えるとされ、成長や発育、生殖を司る。ホルモン分泌や知能、知覚、運動系の発達と維持に関係する。腎が弱ると筋肉、骨の衰え、体力や知力が低下。恐れを感じやすくなる。

腎を補う食材……**黒ごま、海藻、羊肉、大根、小松菜、栗など**

肺《はい》

新鮮な空気を取り入れて気を作り、全身に送り出すほか、潤いや栄養分を運搬する。皮膚や粘膜などバリア機能や免疫とも関わる。肺が弱ると呼吸器系のトラブルやアレルギーが起こりやすくなる。

肺を補う食材……**しょうが、豚肉、くるみ、玉ねぎ、豆腐、しいたけなど**

気・血・水について

体の機能を健康に保つために大切な考え方の一つに、
気・血・水という概念があります。
これらもまた私たちの心身に大きな影響を与えています。

気血水がスムーズに働くことが大切

これも中医学特有の概念ですが、「気《き》・血《けつ》・水《すい》」というものがあります。これらは私たちの体を維持する大切な要素で、この三つが適切に働いていると心身は健康に保たれます。

気は全身の機能を管轄している、目に見えない生命エネルギーのこと。全身を巡って内臓を働かせたり、体を温めたり、食物から尿を作り出したりしています。

血は全身の細胞に栄養や酸素、ホルモンを運んだり、メンタルを安定させる働きがあります。西洋医学でいう血液よりもさらに広義であるのが特徴です。

そして、水は全身の細胞や組織に水分や潤いを与えるもの。「津《しん》液《えき》」ともいい、関節や筋肉をみずみずしく保つほか、余分な水分を排出する働きもあります。

この「気・血・水」のバランスが乱れたり、体のどこかで滞《とどこお》りが発生すると、内臓の働きが落ち、不調や病気の原因につながります。このバランスを整えるためにも、正しい生活習慣や食習慣が大切になるのです。

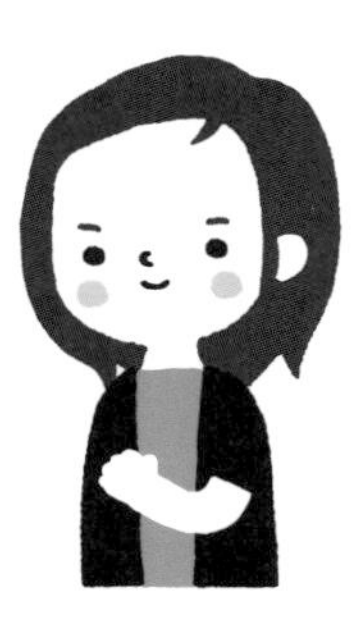

気の働き

- 心臓や胃腸など体を動かす
- 体を温める
- 水分を尿に変換する

生命を維持するエネルギーで、大きく六つの作用があります。（1）血液や水分を全身に巡らせる（2）体温の維持（3）寒さや暑さ、ウイルスなど外敵から身を守る（4）内臓の位置を固定し、血や水が漏れ出ないようにする（5）食物をエネルギーに変える（6）全身の細胞にエネルギーや栄養を届ける。なお、気が不足した状態を気虚《ききょ》（P20）、気が停滞した状態を気滞《きたい》（P32）といいます。

血の働き

- 全身に栄養や潤いを運ぶ
- 精神を安定させる
- 臓腑のバランスの調整

血液とよく似た概念で、血管内を流れる赤い液体のことですが、その機能そのものを指す言葉。気と同じく、栄養や潤い、酸素を全身に運ぶ働きと、精神を安定させる働きの、主に二つの役割をもっています。血が不足すると、不安や悲しみが強くなったり、不眠になったりと精神的なトラブルも現れやすくなります。血が不足した状態を血《けっ》虚《きょ》（P24）、滞った状態を瘀血《おけつ》（P36）といいます。

水の働き

- 肌や髪の毛を潤す
- 関節をなめらかに保つ
- 老廃物を外に出す

水は水分やリンパ液、細胞液、唾液などを指し、血以外の水分の総称。体液と呼ばれるものはすべて水に該当し、津液とも呼ばれます。水は体に水分を与え、潤すという働きをもちます。水が体内に増えすぎるとむくみに、不足すると体内に過剰な熱が増えて、のぼせやほてり、イライラといった熱症状につながります。

潤いが不足した状態を陰虚《いんきょ》（P28）といいます。

体質診断をしてみよう！

中医学では、心身に現れる特徴や不調を目安に、
大きく六つの体質に分類します。
チェックテストで、自分の状態を確認してみましょう。

食事や生活スタイルの乱れが体質に現れる

人それぞれ食事や生活習慣は異なります。バランスが取れていればいいですが、油っこいものばかり食べ続けたり、年中素足で生活するといった誤った習慣を続けることで気・血・水が不足したり、バランスを崩したりします。その状態により、中医学では大きく六つの体質に分類します。各項目で当てはまるものが多いものが今のあなたの体質です。一つだけでなく、いくつかに該当するのが普通です。体質によってとるといい食材も異なるので、食養生の参考にしてくださいね。

気虚度チェック → P20 へ

- □ 汗をかきやすい
- □ すぐ横になりたい
- □ 手足が冷える
- □ 声が小さい
- □ 下痢をしやすい
- □ 疲れやすい
- □ よく息切れする
- □ 食が細い

血虚度チェック → P24 へ

- □ 物忘れが多い
- □ 抜け毛や白髪が多い
- □ 目がかすむ
- □ 爪が割れやすい
- □ 顔色が悪い
- □ めまいや立ちくらみがある
- □ 眠りが浅くよく夢を見る
- □ 肌が乾燥している

陰虚度チェック

→ P28 へ

- □ 顔が赤い
- □ ドライアイだ
- □ 耳鳴りがする
- □ コロコロした便が出る
- □ のぼせやすい
- □ 口や喉が渇く
- □ 寝汗をかく
- □ 微熱が出やすい

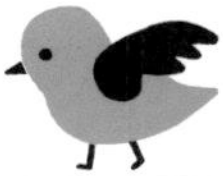

瘀血度チェック

→ P36 へ

- □ しみやそばかすが多い
- □ 肩こりに悩んでいる
- □ 生理痛がひどい
- □ 経血にレバーのような塊がある
- □ 手足が冷えやすい
- □ 便が黒っぽい
- □ クマがある
- □ 顔や唇の色が暗い

気滞度チェック

→ P32 へ

- □ 頭痛もちだ
- □ よくお腹が張る
- □ 胸が苦しい
- □ 月経不順
- □ よくため息が出る
- □ 下痢と便秘を交互に繰り返す
- □ 生活が不規則だ
- □ イライラしやすい

痰湿度チェック

→ P40 へ

- □ むくみやすい
- □ 太っている
- □ 体が重だるい
- □ オイリー肌だ
- □ 揚げものや甘いものが好き
- □ 下痢しやすい
- □ お酒をよく飲む
- □ 痰がよく出る

体質①

慢性的なエネルギー不足

気《き》虚《きょ》タイプ

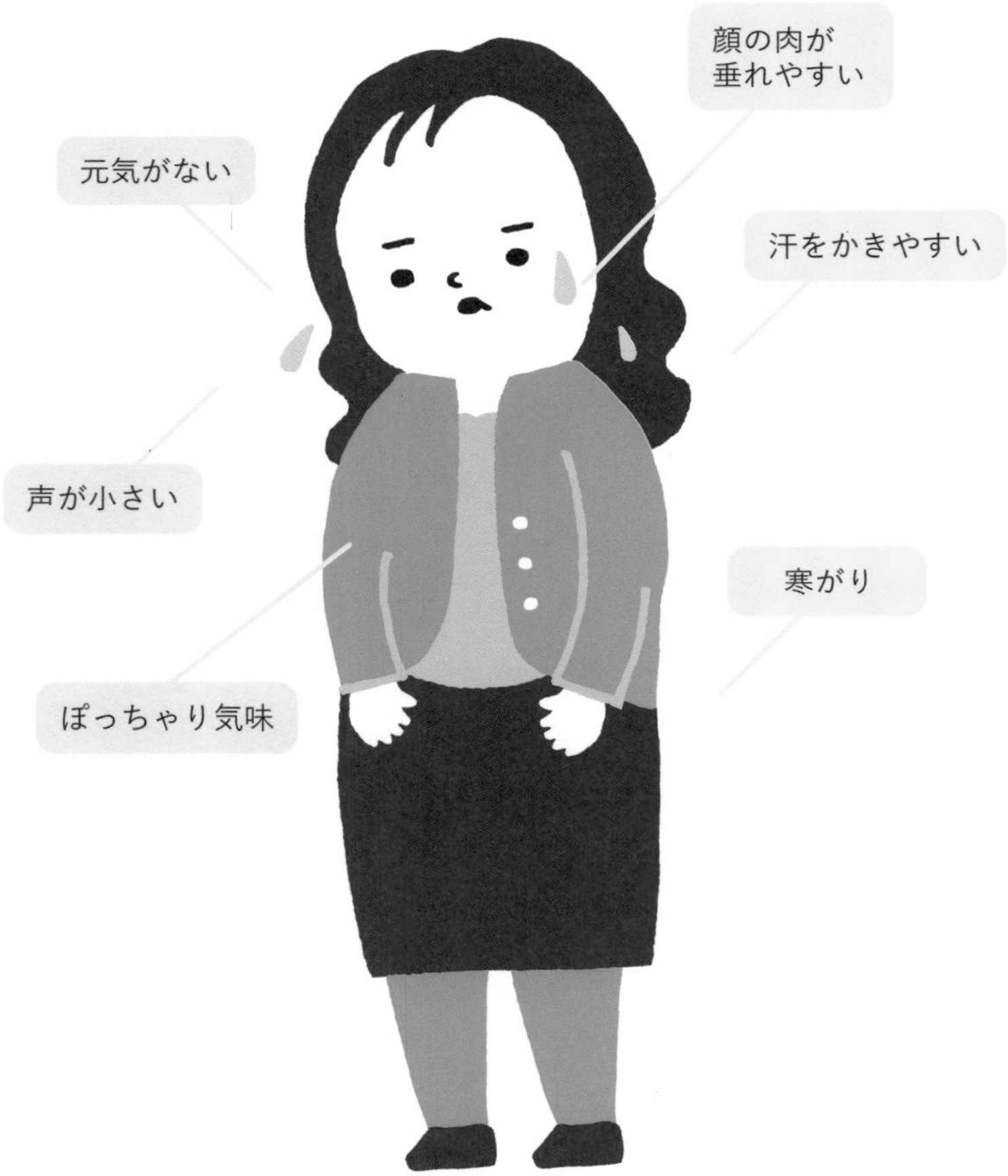

エネルギーが不足している

生命力を司る気が不足しているので、新陳代謝や抵抗力が低下。疲労や冷えが出やすくなります。声が小さい、日中すぐに眠くなるといった症状も。また、体内に留める働きが弱まるため、頻尿や内臓《ないぞう》下垂《かすい》、顔や体の肉がたれたりといったことも。気虚がさらに進んだ状態を「陽虚《ようきょ》」といい、冷えが強く現れます。

肺と脾が弱っている

五臓の脾は食べ物から気や血を作り出す場所。幼少期から食が細い人はもともと脾が弱かったり、もしくは十分な食物をとらないため必要な量の気を作り出せなかったりといったことが起こります。肺は大気中の気を集めて全身に送り出す機能をもっており、肺が弱ると十分な気を得られず、気虚が起こりやすくなります。

メンタルも弱りやすい

気は気力や元気の「気」でもあります。気が足りないと元気が出ず、精神的にも弱くなります。やる気が起きない、ため息ばかりついている人は要注意！　また、人に気を遣うことも文字通り「気を使う」＝消耗する原因になります。優しい人はつい自分を後回しにして、人のために頑張りがちですから、疲れを感じたら無理せず、早めに休んでくださいね。

血虚も併発している可能性大！

気は生命の要で、気・血・水のリーダー的存在。血や水を作り出すのも、体の隅々に運搬するのも気の力。ですから気が不足していると血や水の不足にもつながり、血虚や陰虚も引き起こしやすくなります。また、気の巡りがスムーズにいかなくなるため、気が一箇所で滞る気滞につながることも。それだけ気の巡りは心身の健康に大切なのです。

気虚タイプにおすすめの食材

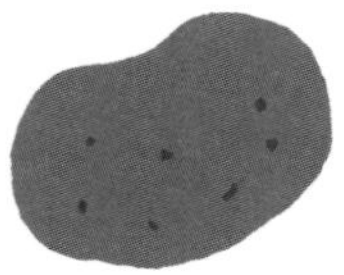

じゃがいも

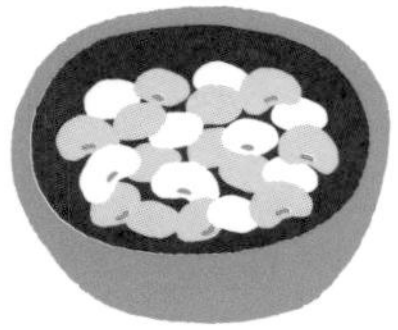

大豆

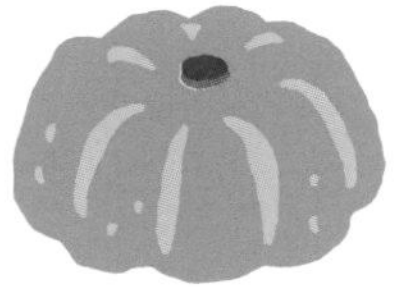

かぼちゃ

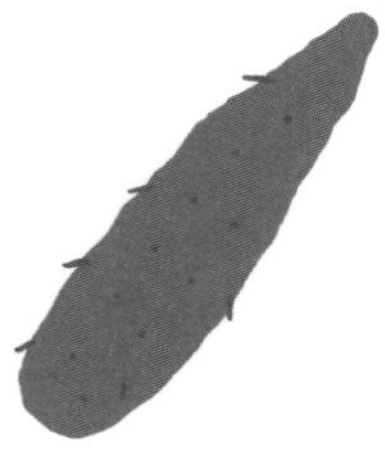

山芋

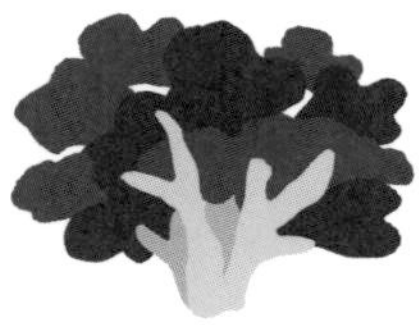

まいたけ

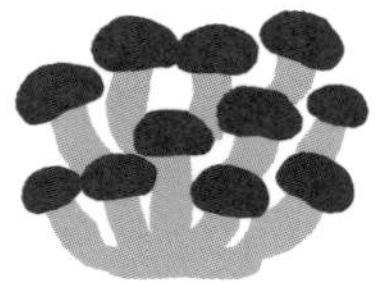

しめじ

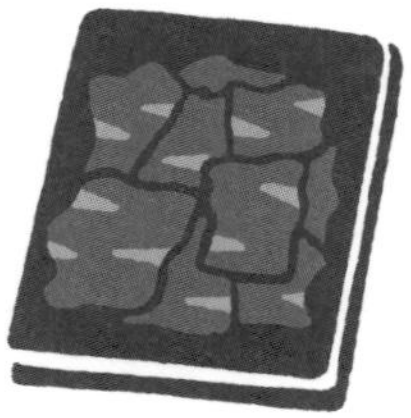

牛肉

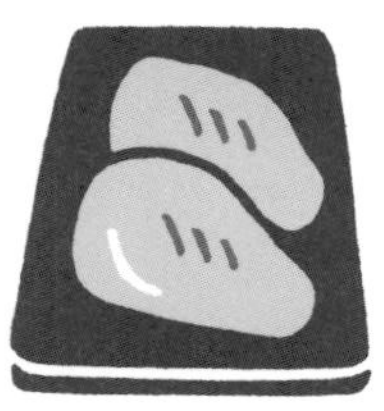

鶏肉

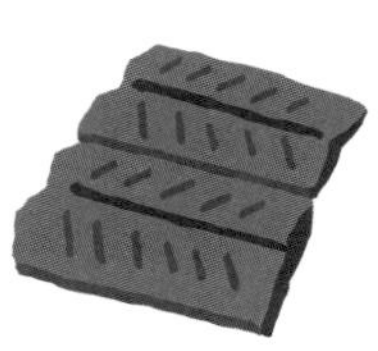

うなぎ

食事

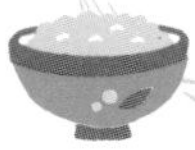

消化しやすく エネルギーになりやすいものを

気虚にいいのは消化しやすく、エネルギー補給率が高い食材。大豆やかぼちゃのように、調理するとホクホクした食感になる黄色い食材や、気を補う力が強いきのこ類がおすすめです。肉類はスタミナ補給にはいいですが、胃腸の働きが悪いと消化不良を起こすため、野菜やきのこで胃腸を整えてから少しずつ取り入れましょう。胃腸に負担をかける刺身や天ぷらはなるべく控えて。

その他のおすすめ食材

えび、卵、ブロッコリー、さやいんげん、そら豆、とうもろこし、羊肉、にら、ねぎ、玉ねぎ、しょうが、アスパラガス、キャベツ、らっきょう、くるみ、栗、にんにく、りんご、もち米

避けたいもの

・冷たいもの
・油っこいもの
・生もの
・甘いもの
・味が濃いもの

暮らし

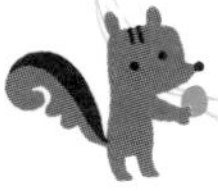

頑張りすぎず適度に休もう

働きすぎ、頑張りすぎは気を消耗します。また、他人に気を遣うことは文字通り「気を使う」こと。自動的に気がすり減るので、どんなときもゆったりと構え、適度な休息を心がけましょう。「頑張りすぎているな」と気づいたら、ゆっくり3回深呼吸。ストレッチやヨガ、自然の中をゆったり歩くこともおすすめです。サウナや岩盤浴など多量の発汗は気を消耗するため控えましょう。

体質②

血色が悪く元気がない

血《けっ》虚《きょ》タイプ

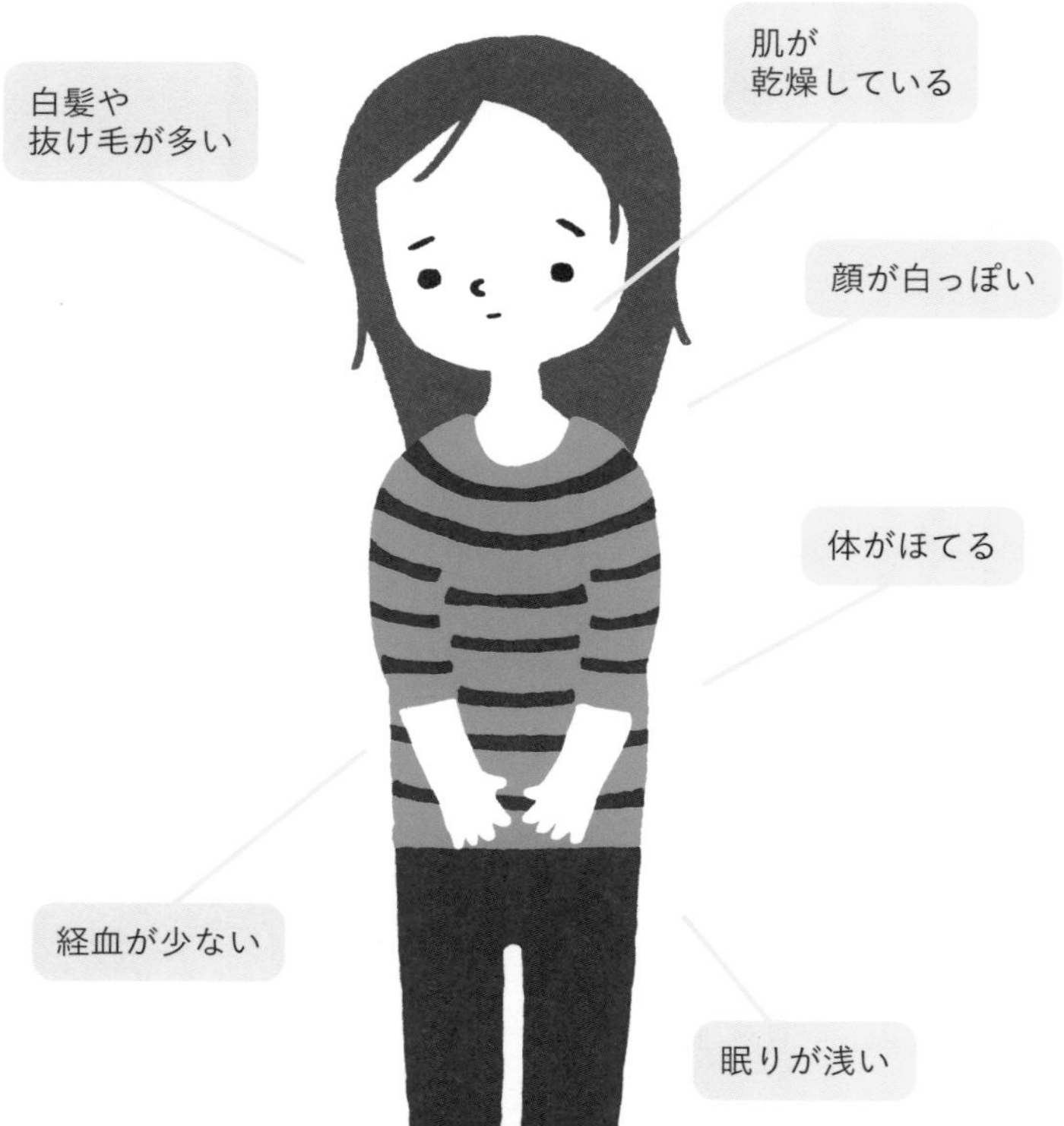

貧血のような状態に

血が不足している状態です。血は全身に潤いと栄養を与える赤い液体のこと。それが不足すると肌や粘膜が乾燥して肌にもつやがなくなり、貧血のように白っぽい顔色になります。ドライアイや髪のパサつき、抜け毛や白髪が目立つということも。また、温めた血を全身に巡らせられないので、体を温め続けられず、冷えやすくなります。

症状が進むとのぼせが出てくる

血虚は一般的に冷えの症状が見られますが、人によってはほてりやのぼせが現れることも。これは体内に潤いが不足し、過剰な熱を冷ませなくなって起こるもの。血虚が強い場合は冷えが出ることが多いですが、血が足りないことで潤い不足が顕著に見られると陰虚《いんきょ》（P28）の性質が強くなり、のぼせが出てくるのです。

血の不足で精神が不安定になる

中医学では、神様は心臓にある家に宿ると考え、血がその家の材料。血が少ないと壁も屋根も薄く、ちょっとしたことでも揺れてしまいます。メンタルも動揺しやすく、落ち着かない状態になるのです。食養生で血を増やすことで、徐々に壁が分厚くなり、家が頑丈になっていく……。すると、精神も安定しますよ。

女性は血虚になりやすい

女性は月経中に大量の血液を失うため、男性と比べて血虚に傾きやすいもの。妊娠中や授乳中も血を要するため、女性は特に日々の食事での補血を心がけましょう。また、ケガや手術といった実際に出血を伴うものも同様に血を消耗します。血と同時に気も消耗するため、気と血はセットで補う意識をもつといいですよ。

血虚タイプにおすすめの食材

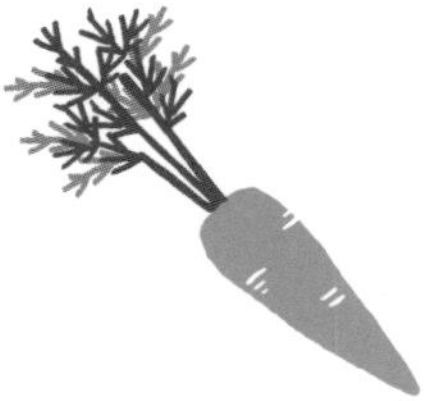

にんじん

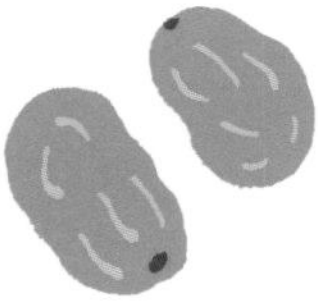

なつめ

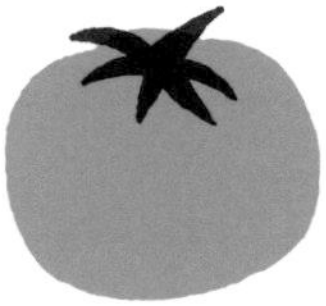

トマト

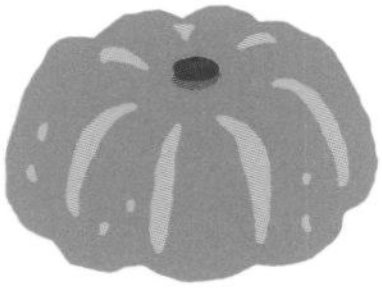

かぼちゃ

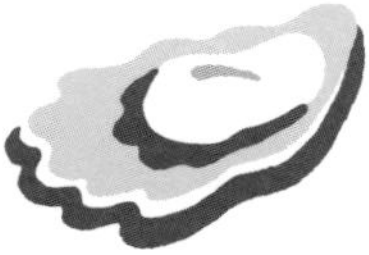

牡蠣

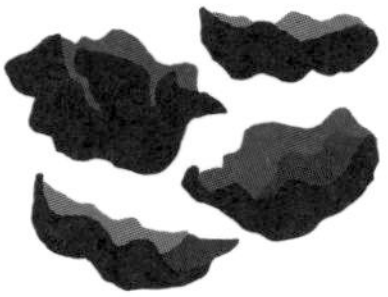

黒きくらげ

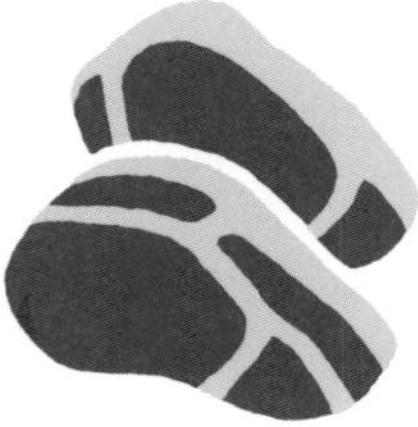

豚肉

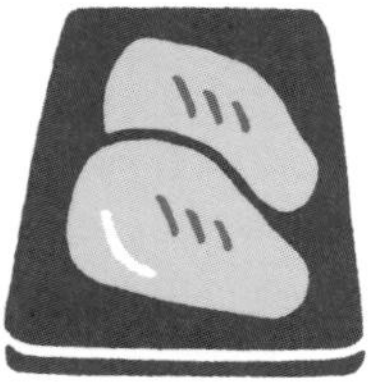

鶏肉

ほうれん草

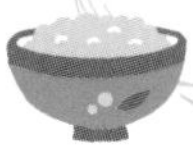

食事　黒と赤の食材で血を補おう

血虚に必要なのは血を補うこと。補血作用が強いのは黒豆や黒きくらげといった黒い食材です。黒ごまを常備して、ご飯やおかずにふって食べるのも手軽でいいですね。トマトやにんじんといった赤い食材もおすすめ。ちなみに五臓の肝は血の貯蔵庫で、ここが弱っていると血をうまくためられません。肝を養う効果があるあさりやしじみもGood。刺激物は避け、規則正しい食事を心がけて。

その他のおすすめ食材

小松菜、ピーマン、レバー、黒ごま、白ごま、黒米、黒豆、太刀魚、なまこ、キウイフルーツ、クコの実、ぶどう、うずらの卵、ブルーベリー

避けたいもの

- 冷たいもの
- 油っこいもの
- 生もの
- 甘いもの
- 味が濃いもの

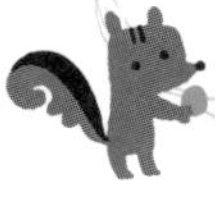

暮らし　スマホやPCを控えて目を休めて

血の貯蔵庫である肝は目を司っています。目を酷使することは肝に負担を与え、血を消耗する行為。四六時中パソコンやスマートフォンに触れている現代は、昔と比べてかなり目に負担をかけている状態。ベッドに入ったらスマートフォンを触らない、ときどき目を閉じて休むなどがプチ養生につながります。また、血虚が続くと心臓も弱くなるため、長風呂や熱すぎる風呂は避けましょう。

体質③

イライラしやすく乾きやすい 陰《いん》虚《きょ》タイプ

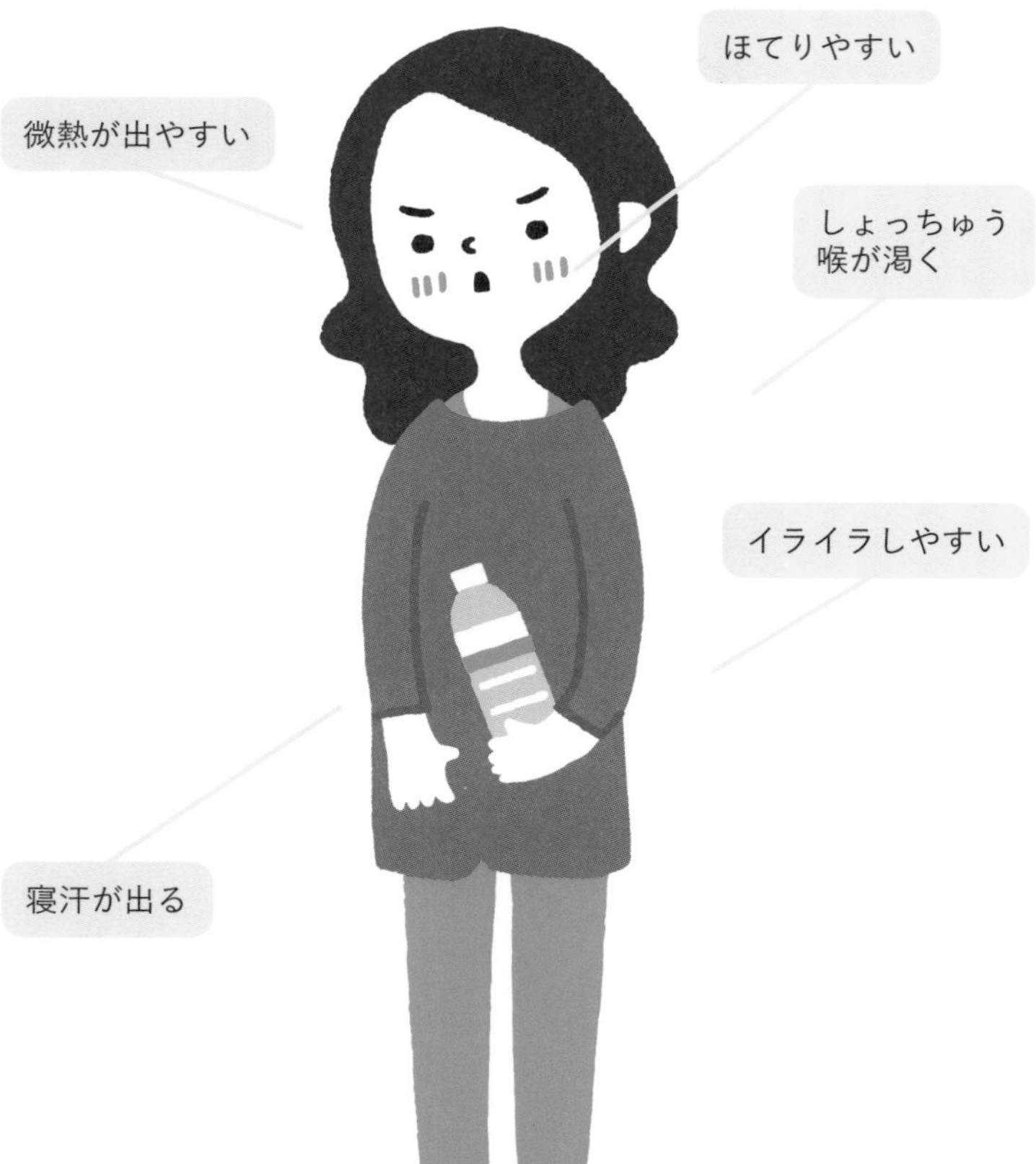

とにかく体が乾いている

陰＝潤いの不足から体がカラカラ。体内に余計な熱がたまっているため、冷たい飲み物をほしがります。また、夕方から微熱が出ることも。これは夕方以降、陰陽五行でいう陰の時間帯に入るのですが、体に陰（潤い）が少ないと陽（熱）を隠すことができません。そのため体は発汗させて熱を逃がすので、発熱という形で現れるのです。

乾燥に伴うトラブルが起こる

体に熱がたまることで、腸の乾燥による便秘や口の乾燥、舌の痛みが見られます。口が乾燥して食べられないという悩み（ドライマウス）は高齢者に多いですが、これも陰虚に傾いて起こるもの。というのも生命力を司る腎は潤いをためる場所でもあり、老化で腎が弱ると潤いがためられなくなり、その結果、潤い不足になりやすいのです。

寝汗＝いいものではない！

中医学では体内に水が50、火が50あるのが正常と考えます。陰虚はこの水量が30や20に減った状態。体は火によって活動しますが、水がないと冷ませずにのぼせやほてりに。昼間は陽の時間帯なので問題ありませんが、夜は本来、陰が陽を隠すように作用して入眠します。その陰が足りないため体が過剰な熱を逃そうとして寝汗をかきます。

更年期の女性は要注意

更年期障害でよくあるホットフラッシュは、陰虚に傾いた結果、起こるもの。必ずしも更年期障害＝陰虚ではありませんが、熱症状が強い方はこのタイプかもしれません。体質は長年の食生活によって作られるため、バランスを整えるには苦手なものを食べること。日頃あまり食べないものこそ、体に必要な要素をもっていることが多いですよ。

陰虚タイプにおすすめの食材

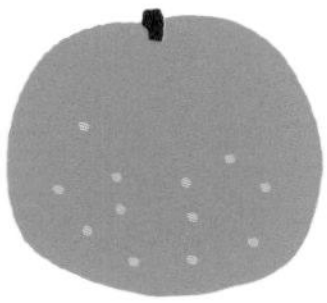

梨

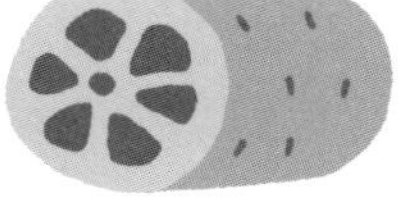

れんこん

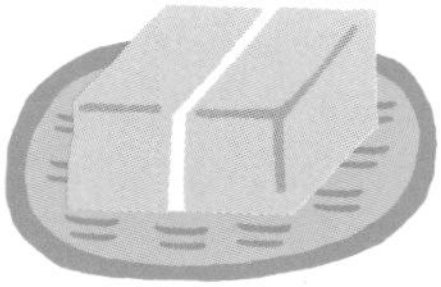

豆腐

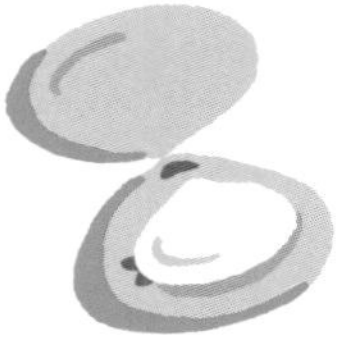

はまぐり

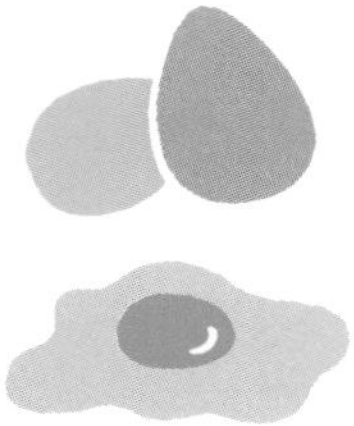

卵

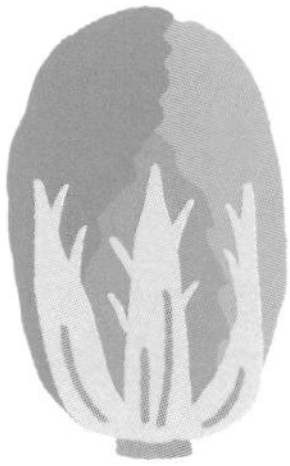

白菜

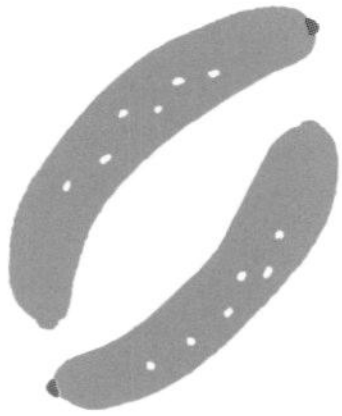

きゅうり

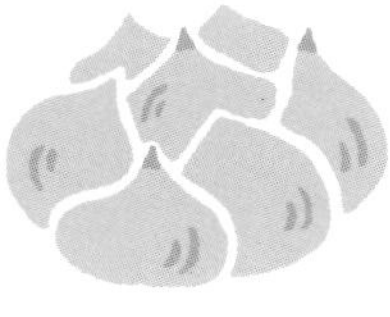

ゆり根

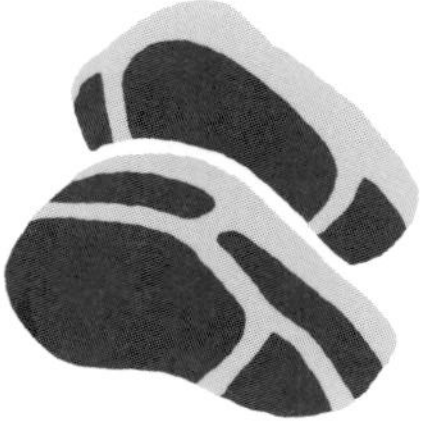

豚肉

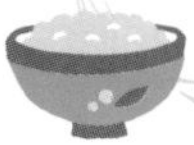

食事　白い食材をとって体を潤す

　体の潤いは食材で補給するとGood。豆腐や豆乳、れんこん、梨など白い食材は潤す効果が高く、肺や肌、粘膜の乾燥を鎮めてくれます。また、きゅうりやトマトなど、体の過剰な熱を冷ましてくれる食材も助けになります。日本では手に入りにくいですが、スッポンもおすすめ。辛いものなど体を温めすぎる食材は熱を発散して潤いを逃してしまうので、なるべく控えましょう。

その他のおすすめ食材

トマト、あさり、松の実、黒豆、スイカ、ヨーグルト、豆乳、牛乳、白きくらげ、かに、しじみ、クコの実、銀杏、メロン

避けたいもの

- 冷たいもの
- 油っこいもの
- 生もの
- 甘いもの
- 味が濃いもの

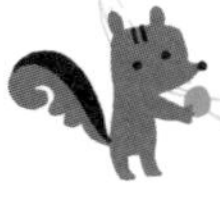

暮らし　乾燥しないようマスクや加湿器を

　空気の乾燥が進む秋冬は、マスクや加湿器を使って上手に潤い補給を。胃腸は湿気を嫌うため、喉が渇くからといって水分をたくさん飲むとお腹の不調につながります。喉の渇きは上記のような食材で癒して。ジョギングやストレッチ、散歩など軽い運動もおすすめ。どんな体質にもいえますが、遅くとも0時には眠りましょう。ストレスは適度に解消し、のんびりした気持ちで過ごしてください。

体質④

気がふさいで心配性

気《き》滞《たい》タイプ

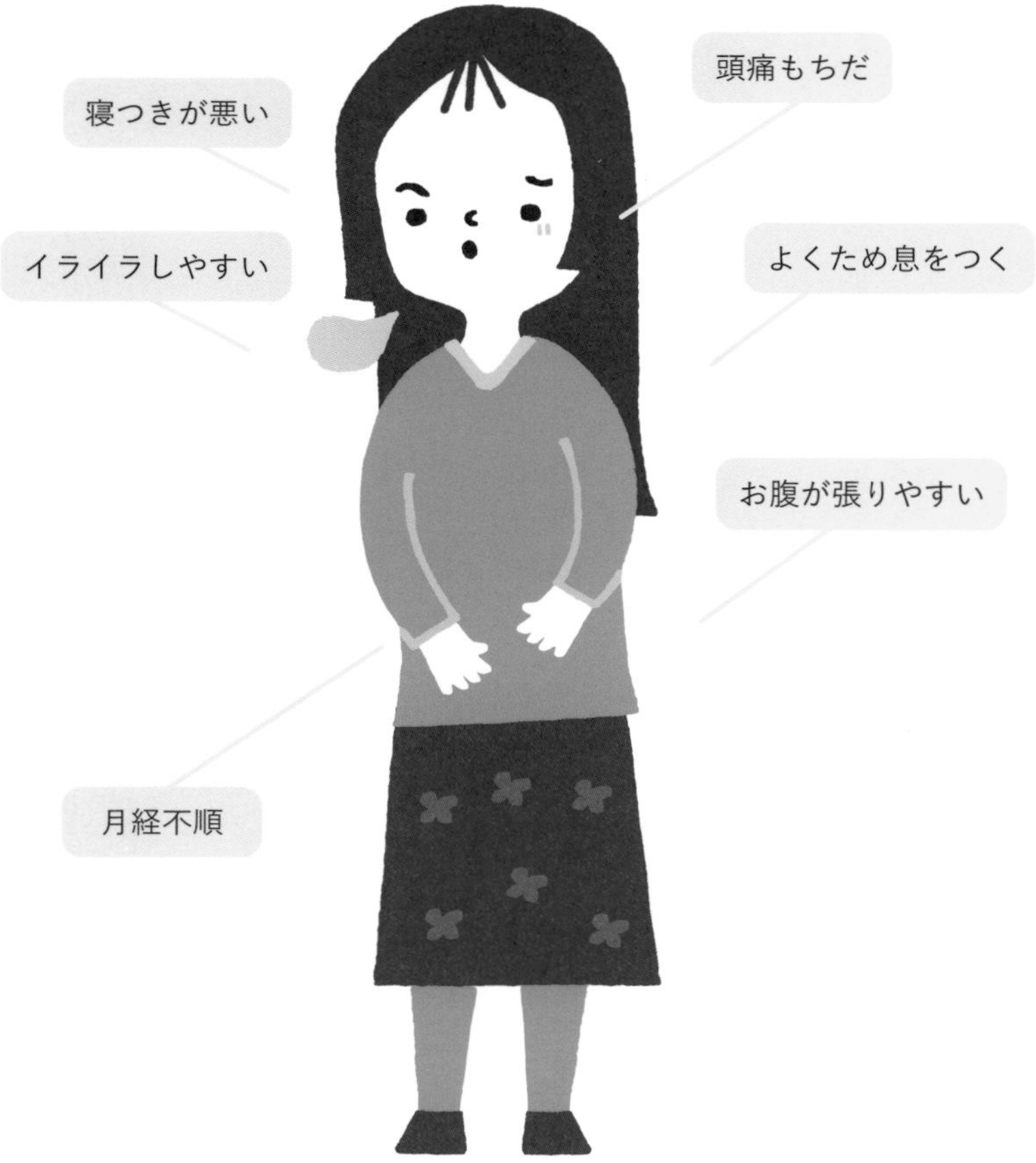

張る＆つまるが特徴

気は本来、全身を自由に流れ、体の機能を正常に保つエネルギーですが、気滞はそれが滞《とどこお》った状態。気がどこかでつまっていると、そのつまった箇所に張ったような痛みが現れます。生理前に起こる胸の張りは、その典型的な症状の一つ。お腹の張りや、こめかみが張って起こる偏頭痛も同じ理由で起こります。

睡眠の質が悪い。途中で何回も目が覚める

気滞タイプは肝が弱っていることが多く、肝の働きが落ちた結果、自律神経に影響が及ぶこともあります。情緒不安定になったり、急に泣き出したりといったメンタルの不調が現れることも。そうしたメンタルの不調から寝つきが悪くなったり、夜中に何度も目が覚めたりといった睡眠障害が引き起こされるのです。

下痢と便秘を繰り返す

気の流れは、スムーズな排便も司っています。そのためお腹で気のつまりが発生すると、胃腸の働きが悪くなり、排尿や排便がスッキリしないことに。数日間便秘が続いて、出たと思ったら急に下痢……というふうに、便秘と下痢を繰り返すのも特徴です。また、ガスやゲップが増え、食欲も不安定になります。

天候や精神的なストレスが影響

気の滞りは、天候や気温の変化、メンタルなどのストレスも影響します。人間関係や金銭問題など、「気をもむ」「気を病む」ようなことは気を停滞させ、閉塞感《へいそくかん》につながります。気が自由に全身を巡らず、たまることで、食欲も低下。喉に何かがつまったような不快感があったり、せき込むなども同様です。

気滞タイプにおすすめの食材

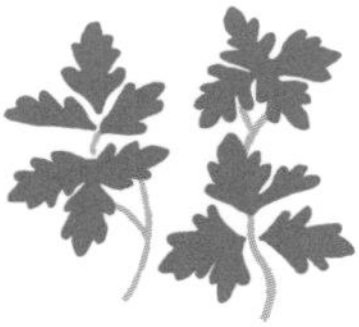

パクチー

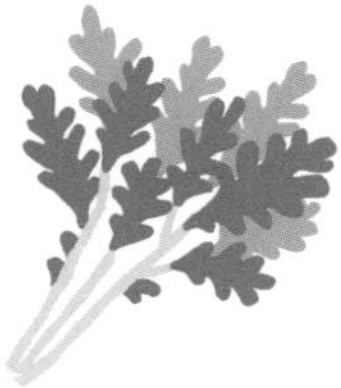

春菊

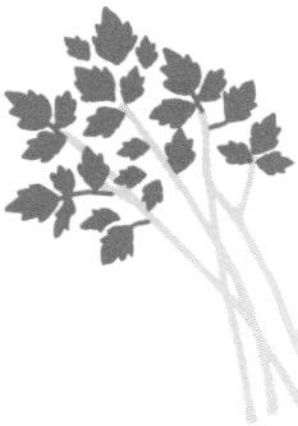

せり

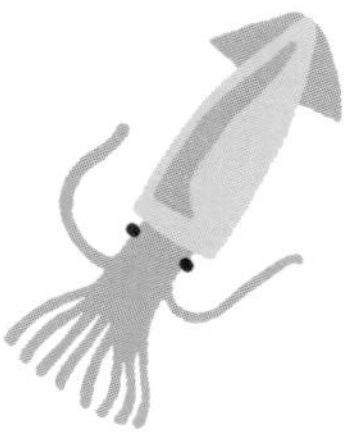

いか

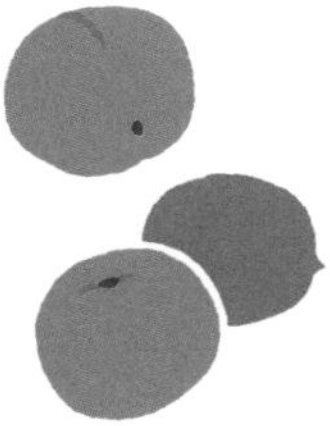

梅

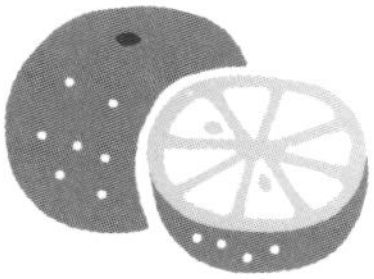

グレープフルーツ

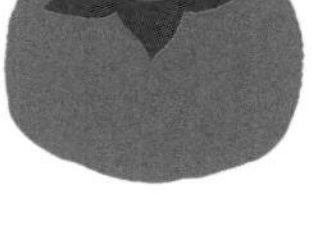

柿

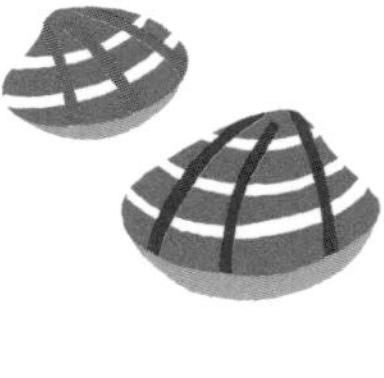

あさり

たこ

食事　香りがよい食材で気を巡らせて

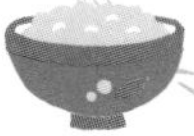

気が滞る＝意識がそこから外れなくなった状態。例えば好きな人のことを考えると食事が喉を通らない。理不尽なことで上司に叱られて、そのことを反芻《はんすう》してしまう。でも、街でふとおいしそうなパンの匂いをかぐと、匂いに気をとられて一瞬、意識がそれますよね。それがまさに解決法。香りのいいパクチーやしそなどの香味野菜やハーブ類、柑橘類もおすすめ。柑橘は皮の香りも楽しんで。

その他のおすすめ食材

しじみ、しそ、クコの実、ゆり根、レバー、パセリ、黒ごま、ぶどう、金柑、葛、ゴーヤ、オレンジ、みかん、ミント

避けたいもの

・冷たいもの
・油っこいもの
・生もの
・甘いもの
・味が濃いもの

暮らし　深呼吸するゆとりをもって

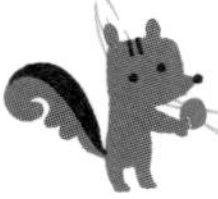

嫌なことや心配ごとが頭から離れず、気がふさいだときは、気持ちをそらせて上手にリフレッシュ。友人にグチを聞いてもらうもよし、バラエティ番組で大笑いするのもよし。ストレス源と格闘せず、好きなこと、気分がよくなることに目を向けましょう。香りのいいハンドクリームをポーチに忍ばせておいて、ストレスを感じたら手にぬって深呼吸するのもおすすめ。嫌なことがあった日は早めにベッドに入り、ふて寝をするのも有効かもしれません。

体質⑤

慢性的なエネルギー不足
瘀《お》血《けつ》タイプ

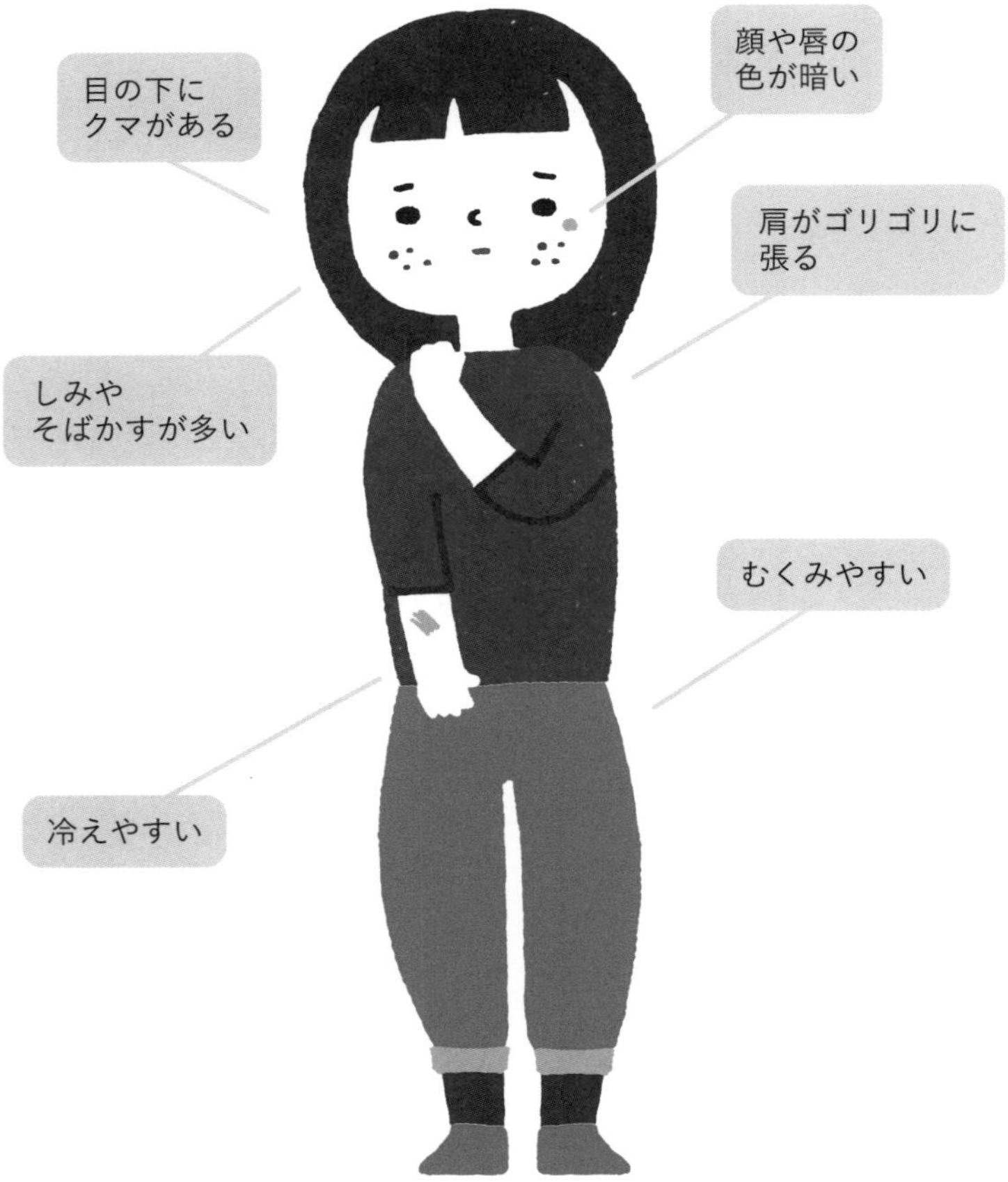

痛みが強い

瘀血は血液の質と、血液を運ぶ栄養素や酸素を含めた血の巡りが悪くなっている状態です。それにより、痛みやあざが現れるのです。瘀血による痛みは刺すような痛みで、一箇所に起こるのがポイント。また、夜にひどくなる傾向があります。子宮筋腫や卵巣嚢腫《らんそうのうしゅ》なども瘀血によって起こる症状だといえるでしょう。

こりやしこりの原因に

瘀血は血流が滞ることで、肩こりやしこりなど肉体的なかたまりを引き起こします。筋がゴリゴリに張ったような肩こりは、瘀血が原因だと考えられます。ちなみに中医学では体を左右に分けて考え、陰陽に基づき右を陽（目に見えないもの）、左を陰（目に見える物質的なもの）とし、右の肩こりはストレス、左側は瘀血など血流障害のように肉体的な原因と考えます。

気が滞ると血も滞る

血は気というエネルギーと合わさることで、初めて体内を動けるようになります。ということは、気が停滞すると、血液は必ず停滞することに。ですから気虚（P20）の場合は瘀血を発生させやすく、同様に気滞（P32）の場合も瘀血が発生しやすくなります。ケガや打撲《だぼく》、手術によっても瘀血は生まれます。

陰虚と併発しやすい

陰虚（P28）は潤いが不足した状態で、乾燥から血液がドロドロになり、流れづらくなります。それが「陰虚血瘀」という状態で、陰虚と瘀血が同時に発生したもの。また、気虚（P20）も生命活動の基本となるエネルギーが足りていないため、気が全身を巡りづらく、瘀血が生まれやすくなります。

瘀血タイプにおすすめの食材

ちんげん菜

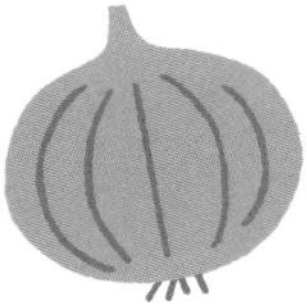

玉ねぎ

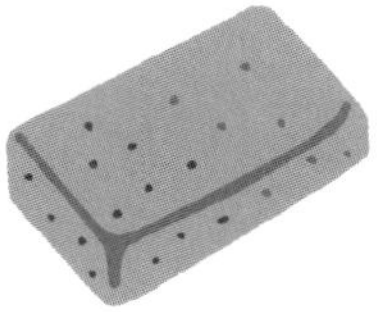

こんにゃく

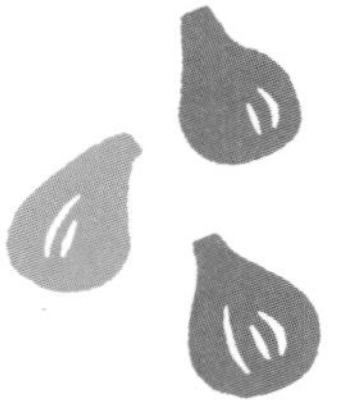

らっきょう

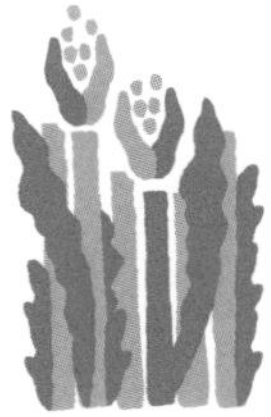

菜の花

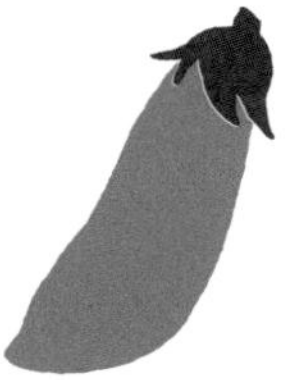

なす

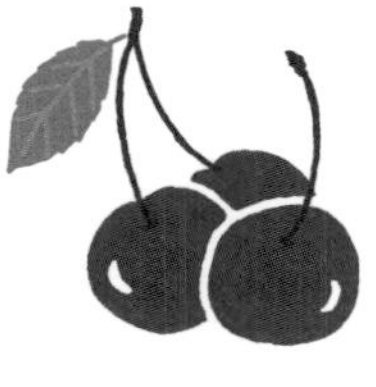

さくらんぼ

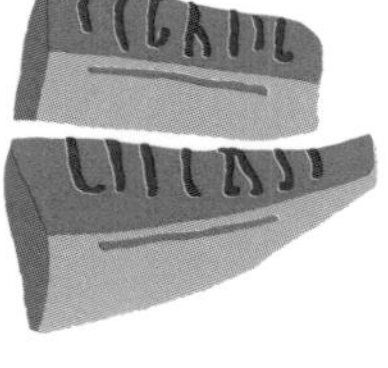

さば

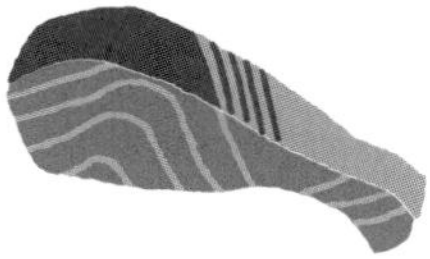

鮭

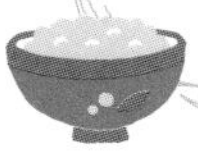

食事　ねぎ類や青魚など血をきれいにするものを

血流が滞っている瘀血タイプは、血を巡りやすくする効果がある食材がおすすめ。玉ねぎやらっきょう、青魚、こんにゃくなどを積極的にいただきましょう。青魚には中性脂肪を減らす脂肪酸も多く含まれるため特におすすめ！
避けたいのは血の質を悪くする油っこいもの、甘いもの。冷たいものや肉の脂身、バターなど脂肪分が高いものは食べすぎないよう気をつけてくださいね。

その他のおすすめ食材

みょうが、栗、かに、黒きくらげ、シナモン、にんにく、黒豆、納豆、バジル、パセリ、モロヘイヤ、ブルーベリー、桃、いわし、うなぎ、そば

避けたいもの

- 冷たいもの
- 油っこいもの
- 生もの
- 甘いもの
- 味が濃いもの

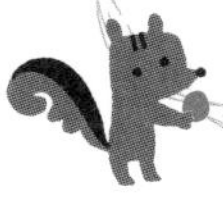

暮らし　こまめに動いて血を巡らせよう

仕事や家事の合間に肩を回す、大きく伸びをするなど、こまめな運動が大事。特に、ずっと椅子に座っている人は要注意。瘀血を生む原因になるため、一時間に一回は体を動かしましょう。冷えが強い人は暖かい服装をしたり、毎日湯船につかるなど体を冷やさない工夫も大切。血虚（P24）を併発している人は血を補う食材を食べ、目を休めたり、早く眠るといった心がけも有効です。

体質⑥

不要なものを抱えがち
痰《たん》湿《しつ》タイプ

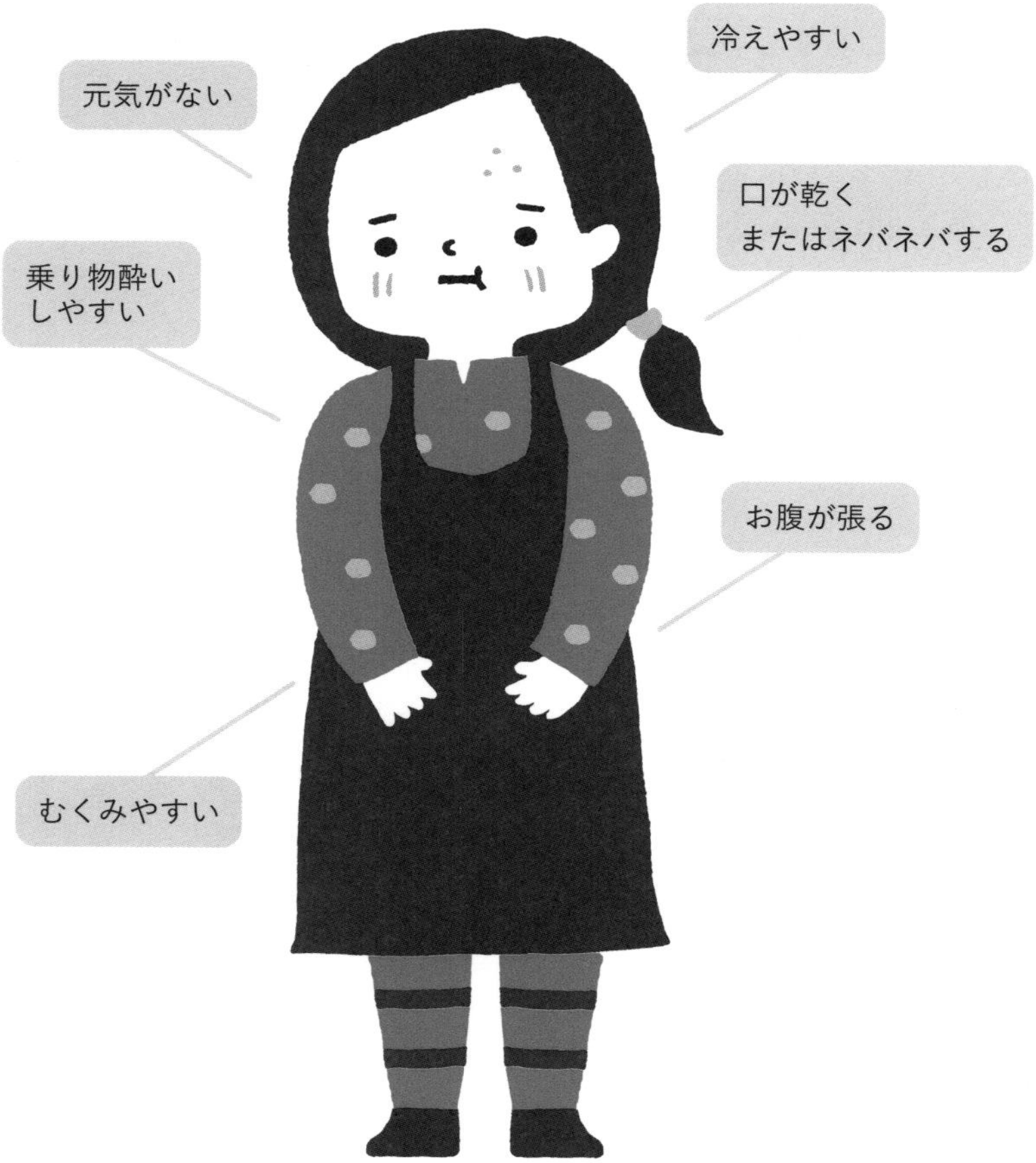

エネルギーが不足している

痰湿タイプとは、ドロドロした粘度のある不要物（痰湿）が体内にたくさんたまった状態のこと。甘いものや油っこいものの食べすぎと水分のとりすぎが原因の一つです。胃腸に痰湿がたまると、エネルギーが作り出せなくなるため、元気がなく、疲れやすいのも特徴。痰湿がたまることで、実際に体も重だるく感じます。

胃腸のトラブルが起こりやすい

胃腸に痰湿がたまることで吐き気やお腹が張る、ドロドロした便が出るといった胃腸障害が起こりやすくなります。また、口の中が渇くのに、水は飲みたくないといったことも。過度な飲酒や生もの、冷たいもののとりすぎによってどんどん悪化していくので、こうした症状が見られるときは積極的に食養生を！

乗り物酔いしやすい

痰湿がたまっている人は乗り物酔いやめまいが起きやすいのも特徴。湿度が高い日や曇天の日にも体調を崩しやすくなります。痰湿がたまる＝体が水を吸ったスポンジのような状態になっているので、外界に水気が増えることで体調を崩しやすくなるのです。少しでも寒いとすぐに体が冷えるので、夏も素足は厳禁ですよ。

舌のコケが分厚い

自然界のコケと同様に、舌のコケも水気が多いところに増える傾向があります。ですから痰湿がたまっている人は、実際の舌の色がわからないくらいにびっしりとコケが生え、真っ白か真っ黄色になっていることが多いです。体質診断の際は参考にしてみてくださいね。

痰湿タイプにおすすめの食材

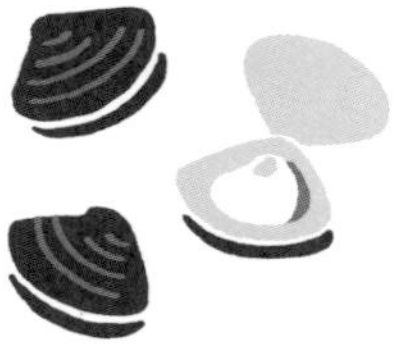

しじみ

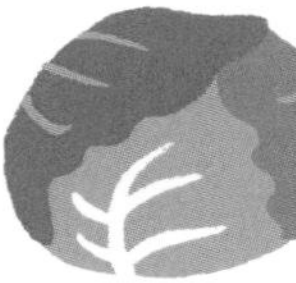

キャベツ

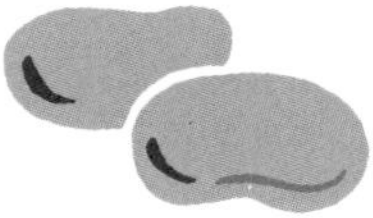

そら豆

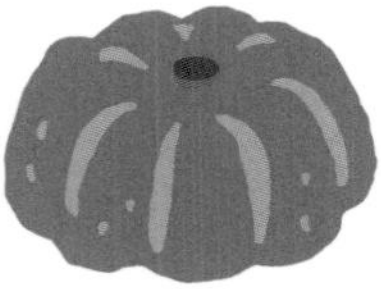

かぼちゃ

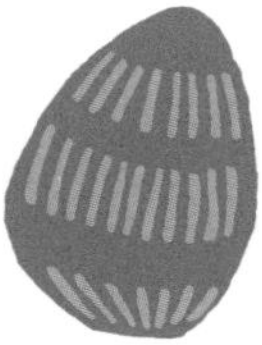

里芋

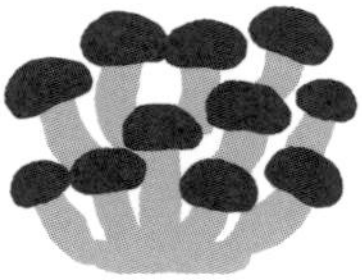

しめじ

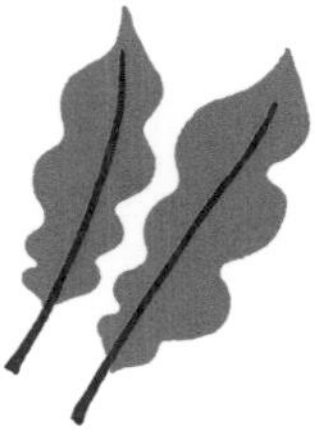

わかめ

水菜

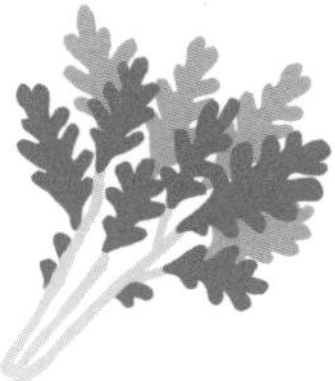

春菊

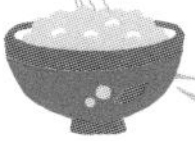

食事　食物繊維で体内をデトックス

　不要物がたまっている痰湿タイプには、排出効果の高い食材がおすすめ。食物繊維は腸内をきれいにして痰湿を取り除き、体質改善にもつながります。きのこや根菜、ミネラルたっぷりの海藻がおすすめです。また、このタイプは夜もがっつり食べがちなので夕食は控えめにし、食後に温かいお茶を飲みましょう。動物性脂肪やチョコレート、お酒は痰湿を増やすのでとりすぎに気をつけて。

その他のおすすめ食材

ふき、セロリ、モロヘイヤ、豆乳、しょうが、大根、たけのこ、玉ねぎ、なめこ、にんにく、みつば、ラディッシュ、梅、梨、アーモンド、あおさ、昆布、ししゃも、はまぐり、もずく

避けたいもの

・冷たいもの
・油っこいもの
・生もの
・甘いもの
・味が濃いもの

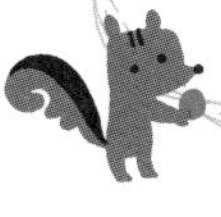

暮らし　汗ばむ程度の運動でリフレッシュを

　痰湿タイプにおすすめなのは、ややハードな運動をできるだけ毎日すること。汗と一緒に余分な水分や老廃物が排出され、体質改善にも有効です。運動する時間がない人は早歩きでもOK。疲れをためないよう、夜はたっぷり眠りましょう。ストレスから暴飲暴食に陥りがちな人は、スポーツやアウトドアなど心身にいいリフレッシュ法を覚えてください。湯船につかって汗をかくのもいいですよ。

食養生で不調を改善

先ほどチェックした体質の改善に有効なのが食養生。
普段の食事の質や内容を見直すことで不調をやわらげ、
心身の健康を促進することができます。

食事を通して体と心を整える

私たちが普段食べている野菜や果物も、それぞれ体を温めたり、冷ましたり、余分な水分を排出したりとさまざまな効能をもっています。中医学には「薬食同源」という言葉があり、本来、薬と食事は同じもの。体質に合った食事をとることで不調を改善し、体質改善を目指すのが「食養生」です。食事は基本的に作用が穏やか。薬と違って副作用の心配がなく、誰でも行えるのが魅力です。

何を食べるかと同時に、どのように食べるかも大切。お腹が空いてから食べるなど、左ページで紹介するポイントも実践するといいですよ。

ちなみに中医学には「薬膳」という食事療法があります。薬膳は現代でも盛んですが、本来は漢方薬の処方と同様、どの食材をどのくらい使うかという厳格なレシピが存在しているものです。漢方薬のように「〜湯」という名前がついているものもあり、食べておいしいものが薬膳、おいしくないものが薬に分類されているイメージです。

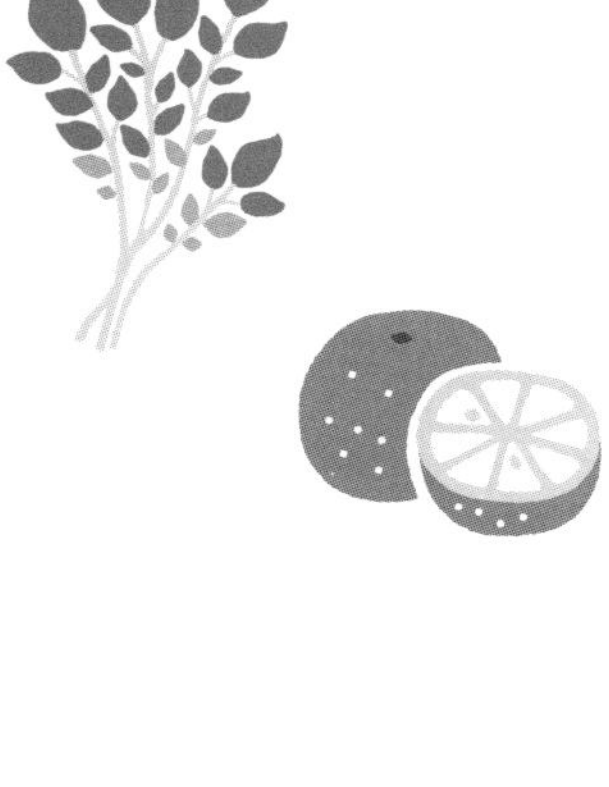

いい食事のポイント

温かいものを食べる

体には恒常性があり、体温は常に一定に保たれています。生ものなど体温より冷たいものを食べると胃腸が冷えるため、体は再び温めようと余計なエネルギーを使うことに。消化にも負担がかかります。野菜はサラダではなく蒸したり、スープにしたりと加熱調理する方がおすすめ。「朝食代わりにスムージー」は一見ヘルシーですが、体を冷やすので中医学的にはおすすめできません。

その土地でとれた旬の食材を選ぶ

「身《しん》土《ど》不《ふ》二《じ》」という言葉があります。これは自分が生まれ育った土地の食べ物が一番体に合っているという考え方。その土地で育つからには、人がその土地で元気に過ごすのに必要な効能をもっているのです。外国産よりも国産、さらには近隣でとれたもののほうが鮮度もいいですよね。そして旬の食材も今、体に必要なパワーをたくさん秘めているもの。食材を買うときは、旬のもの＆産地が近いものを選びましょう。

食事はお腹が空いてから

三食決まった時間に食べるのが体にいいといわれていますが、お腹が空いていないのに食事をとっていませんか？食欲がないときは胃腸が弱っている状態。胃腸を人間に置き換えると、疲れて仕事ができない状態です。疲弊している人はまず休ませることが最善の策。お腹が空いていなければ食べないという選択もいいですよ。ただし、ずっと食欲がないのは別問題なので、専門家に相談を。

油ものや甘いものは控えめに

焼肉のように味が濃くて油っこかったり、ケーキのようにしっかりと甘いお菓子は、脳がやみつきになる味。これらを日頃から頻繁に食べていると、野菜や果物がもつ自然な甘さやほのかな塩気では物足りなくなってしまいます。心身の健康には、日々の食事は消化しやすく、さっぱりしたものを食べるのが一番。油っこいものや甘いもの、生ものや冷たいものは消化に負担がかかるので、食べすぎには気をつけましょう。

五性と五味

すべての食材は体を温めるか、冷やすか、
またはそのどちらでもないかに分類できます。
そのほか味によって基本的な効能を知ることもできますよ。

食材がもつ性質を知る二つの指針

中医学には「五性《ごせい》」と「五味《ごみ》」という考え方があります。五性とは食材がもつ体を温めるか・冷ますかという性質のこと。以下に挙げた寒・涼・平・温・熱の五つがあります。

一方の五味とは、味のこと。これも甘味、辛味、酸味、苦味、鹹《かん》味《み》の五つがあります。基本的には甘い、辛いといった実際の味と一致していますが、中にはマグロ＝甘味のように舌で感じる味とは異なるものもあります。これは甘さは感じないものの、体を元気にするという「甘味」がもつ力を備えているから甘味に分類されているのです。

食材がもつ五つの性質

寒・涼

体の過剰な熱を取り去る作用があります。寒性は体を強く冷やし、涼性は余分な熱を冷まします。イライラや興奮を鎮める作用も。バナナやなすなどがあります。

平

体を温めも冷ましもしないもの。そのため毎日食べても冷えやのぼせは起こしません。お米や大豆、卵、じゃがいも、キャベツ、しいたけなどが該当します。

温・熱

体に熱を生み出す食材。体を強く温める熱性と、やや温める温性があります。気や血を全身に巡らせ、元気にする効果も。唐辛子やしょうが、にんにくなどがあります。

五味とは

甘味

疲れたときに甘いものが食べたくなるように、甘味は滋養強壮力が抜群！　気と血を補って胃腸を整え、痛みや緊張をやわらげます。けいれんをゆるめる作用もあります。米、さつまいも、マグロなどがあります。

辛味

辛味には発散させる作用と、気や血を巡らせる作用があります。寒気を感じる風邪の初期にしょうががいいのは、辛味で邪（病の元）を散らすから。辛味はねぎなど体を温める食材が多いですが、ハッカのように冷ますものもあります。

酸味

すっぱい味には体を収れんさせ、引き締める作用があります。夏に梅干しや酢の物など酸味をよく食べるのは、その作用によって発汗しすぎるのを防ぐため。収れん＝「止める」作用にもつながるため、咳や下痢、出血にもおすすめです。

苦味

苦い味は水気や湿気、老廃物といった余分なものを体内から排出します。熱を冷ます効果もあり、ゴーヤはその代表格。頭に上った気を下ろし、咳や吐き気を止める力も。そのため漢方の風邪薬は苦いものが多いです。

鹹味

鹹味とはしょっぱい味のことで、散結《さんけつ》という作用があります。これは結びを散らすという意味で、しこりやできもの、便をやわらげる効果が。魚や海藻など海の食材は鹹味をもつものが多いですよ。

調味料のお話

調理の際に必ず使う調味料。
みそや砂糖、塩など、おなじみの調味料にも
それぞれ役割や効能があるのです。

身近な調味料にも薬効がある

食材と同様に、調味料にも体を温めたり冷やしたり、過剰な熱を排出したりといった性質があり、それぞれ異なる作用をもっています。日本の台所に欠かせない調味料にみそやしょうゆ、酢、みりんなどがありますが、これらも体にいい働きがあるのです。

例えば酢は『万葉集』にも登場する、世界最古の発酵調味料。酢は体を温めて血流を促す作用があり、消化不良を改善したり、食欲を高めたりしてくれます。

みそも日本を代表する伝統的な発酵調味料の一つ。余分な水分を排出し、むくみ解消の効果があります。温性で体を温める作用があるため、夏場にきゅうりと一緒に食べることで体が冷えすぎるのを防ぐ働きもあります。

砂糖や油は使う種類によって効能がやや変わります。例えば砂糖は、普段、家庭で使うのは上白糖ですが、中医学では黒砂糖と氷砂糖もよく使われます。白砂糖は平性ですが、黒砂糖は温性で、体を温めて冷えや冷えからくる不調を改善。月経痛や月経不順にも有効です。

一方の氷砂糖は涼性で過剰な熱を冷まし、熱やのぼせの症状に使用。肺を潤す効果が高いので、乾燥からくる咳や痰があるときにもぴったりです。

こうした調味料は日々、使うものなので、なるべく質がよいものを選ぶといいですよ。

調味料の働き

しょうゆ

寒 鹹

体の過剰な熱を冷まして胸苦しさや吹き出物を解消します。生ものと一緒に食べると、食中毒を防ぐ効果も。一年以上発酵されたものを選ぶと、より栄養価が高まります。

砂糖

白砂糖 平
黒砂糖 温
氷砂糖 涼

甘

甘味が心身を滋養します。白砂糖は平性ですが、黒砂糖は温性で体を温め、氷砂糖は涼性で体の熱を冷ます効果があります。普段使いにはミネラル豊富なきび砂糖がおすすめ。

塩

寒 鹹

体にこもった熱を冷まし、かゆみや痛みを軽減します。夏場は発汗でミネラルを失うため、意識して塩分を多めにとるといいでしょう。

みそ

温 鹹 酸

余分な水分を排出し、胃腸を元気にします。吐き気や下痢をやわらげる働きも。血流を促し、お腹の冷えを解消する力もあります。

酒／日本酒

温 辛 甘 苦

アミノ酸などを豊富に含み、体を温めます。血流を促して痛みを軽減するので、筋肉のこわばりやコリがやわらぎます。アルコールが蒸発するため開封したら早めに使い切りましょう。

酢

温 酸 苦

日本では米酢が一般的ですが、中国では黒酢がよく使われます。いずれも血をきれいにし、血行促進に効果的。酸味は胃腸を整え、消化不良を解消する効果があります。

はちみつ

平 甘

はちみつは体を潤すため、乾燥肌や便秘の解消、咳や息切れの軽減に効果的。また、胃腸の働きを整え、消化不良や食欲不振も解消します。栄養豊富で、滋養強壮力も抜群です。

ごま油

涼 甘

ごまに含まれるセサミンには、脂肪を燃焼させたり、肝機能の働きを高めたりといった作用があります。肺を潤し、肌の乾燥や便秘を解消する効果が期待できます。

オリーブ油

涼 甘 酸

体を潤し、咳や肌の乾燥をやわらげ、腸の乾燥からくる便秘を改善します。エキストラバージンオリーブオイルは抗酸化作用が高く、アンチエイジング効果も期待できますよ。

ゆるゆる養生コラム

理想的な一年の過ごし方

**中医学では春夏秋冬、それに長夏を加えて、
一年を五つの季節で捉えます。
心身を健やかにする理想の過ごし方を見てみましょう。**

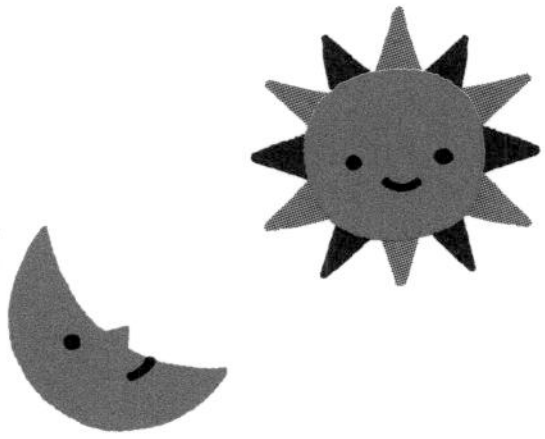

春

2–4月

ゆるやかな気持ちで軽やかに動く

草木が芽吹く春は、まさに始まりの季節。私たちものびのびと軽やかに、いろんなことに挑戦したいときです。失敗を恐れず、どんどん動いてみましょう。そのとき大切なのがゆる～いスタンス。日常生活ではルールを厳しくしない、体を締めつけるような服を着ない、髪をきつくしばらないといったことを心がけるといいでしょう。新入社員に対しても「あれはダメ」「こうしなさい」と口うるさくいわず、「失敗してもいいからやってみて」という姿勢がＧｏｏｄ！　春は肝（Ｐ15）が弱りやすいので、肝を養う作用がある青（緑）色の食材や適度な酸味をもつ柑橘類をとるといいですよ。

5−7月

夏

どんどん外へ出て エネルギッシュに！

夏は、春に始めたことを成長させていく季節。ですから、暑くてもどんどん外へ出て人と会い、たくさんしゃべり、計画を前に進めたり、事業を拡大したり、アクティブに攻めたいときです。

夏の間に積極的にエネルギーを使わずにいると、体に熱がこもった状態になり、秋以降の不調につながることも……。ですから、「今年の成果はこの夏に出す」くらいの勢いで、持てる力は存分に発揮しましょう。

夏は太陽が降り注ぎ、熱が高まる季節なので、トマトやきゅうりのように過剰な熱を冷ましてくれる涼性や寒性の食材をとるのがおすすめ。また、ごぼうなどのように苦味をもつ食材も熱を抑える作用がありますよ。

長夏

季節の変わり目は しっかり休む

長《ちょう》夏《か》は湿気が多く、雨がよく降るときで、日本では春と夏の間（梅雨）や夏から秋の移り変わりに該当します。

中医学ではこの時期に見られる大気の湿りを「湿」といい、体に湿を増やさないことが健やかに過ごすカギとなります。

体に湿が増えると胃腸が弱り、消化器系の不調が起こりやすくなります。そのため食養生としては、脾（P15）を癒す働きがある自然な甘みをもつ食材、黄色い食材をとるのがおすすめ。かぼちゃや米、さつまいもなどが該当します。そして、油っこいものを食べすぎない、水分摂取を控えめにすることも大切です。雨が続くと鬱々としやすいですが、考え込まず、ゆるりと過ごすのが吉です。

秋

8－10月

今あるものに目を向ける

秋は物事が定まる季節。夏にたくさん動いて成長させたものの中から、最終的に形にしていくものを取捨選択し、それに集中していくときです。

　秋は運動会や発表会が多いですが、それは私たちが自然とこの流れを感じ取っているからかもしれませんね。ですから、「もっとやらなきゃ」「どうしてあれをやらなかったんだろう」といった後悔や焦りは禁物。今、手元にあるものに満足し、収穫に力を注ぐことが何より大切なんです。

　秋は乾燥による不調が起こりやすいので、豆腐のように潤い効果がある白い食材を積極的に食べるといいでしょう。

冬

11－1月

活動を控えて エネルギーを蓄える

冬は秋に収穫したものを蓄え、春に向けてエネルギーをためるとき。汗をかかない、発言を控える、動き回らない。とにかく冬は頑張らないことがポイントです。春に不調が出る人は、だいたい冬の頑張りすぎが原因。食事の面でも栄養をしっかりとりたい時期なので、お肉や油ものも適度に食べましょう。また、冬の寒さは腎（P15）を弱らせてしまうので、腎を養う作用がある黒い食材もおすすめ。牡蠣や黒豆、黒ごまなどがあります。

　なお、秋冬のダイエットは厳禁。ただでさえ寒さに対応するため体はエネルギーを必要としているので、体が消耗してしまいます。

JANUARY

1月の暮らしと食養生

新しい年の始まり。寒さによる不調をケアしながら、
この一年を健康に過ごすための心身の土台作りに着手します。
「黒い食材」、「鹹味をもつ食材」がポイントです。

1月

JANUARY

一年のスタート！
健康な心身の土台を作ろう

黒い食材&鹹味で腎の働きをサポート

1月は一年の始まり。「今年こそ早寝早起きしよう」「ジムに通おう」など、心新たに決意する人も多いですよね。今年はぜひその決意を胸に持ち続けて、行動に移していきましょう。

冬は寒さゆえに、一年の中でも特に体への負担が増す時期です。というのも、体は外の寒さに負けないよう大量のエネルギーを使って体温を保ち続ける必要があるから。ですからこの時期は特に、生命力を司《つかさど》る腎《じん》（P15）を養うことが大切になってきます。

腎は精という生命エネルギーを蓄える場所で、体内の水分バランスを調整したり、体を温めたりします。冬の間、絶え間なく働き続けている腎が弱ると、体の冷えや気力の衰え、記憶力の低下、足腰が弱るといったいわゆる老化現象が現れます。そうした症状が現れる前に、腎を養う食材を積極的に食べましょう。

腎を養うのは、黒ごまや黒きくらげ、のり、牡蠣といった黒色の食べ物と、ホタテやたらなど魚介類に多い鹹味《かんみ》（しょっぱい味）の食べ物です。今が旬の牡蠣は両方を併せ持っていますから、1月のレスキュー食材といえるでしょう。

また、夜更かしをしたり、過度なストレスを抱えたまま頑張りすぎるといったことも腎の負担になります。新年だからといってアクセルを踏みすぎず、適度にゆるりと過ごすことも大切ですよ。

体質別今月のおすすめ食材

気虚タイプ
- 牛肉→P60
- ホタテ→P63
- たら→P66
- もち→P68
- 牡蠣→P70

血虚タイプ
- 牛肉→P60
- ホタテ→P63
- 卵→P64
- たら→P66
- 黒ごま→P67
- 牡蠣→P70

陰虚タイプ
- 小松菜→P58
- 牛肉→P60
- 卵→P64
- 白きくらげ→P63
- たら→P66
- 水菜→P67
- 黒ごま→P67
- かに→P70
- 牡蠣→P70

今月起こりやすい不調

不調① 消化不良・胃もたれ

年末年始を挟むこともあり、生活リズムが乱れやすいときです。クリスマスやお正月など12月からイベント続きで、食べたり、飲んだりする機会も多くなりがちですね。食べすぎや生活習慣の乱れ、疲れは胃腸の働きを鈍らせ、消化不良や胃もたれを引き起こします。この時期は牛肉やホタテ、大根といった脾胃《ひい》の働きを高める食材を積極的に食べるとよいでしょう。

中でも大根は〝食べる胃腸薬〟と呼ばれるほど胃腸を整える作用が高く、古くから民間療法にも使われています。風邪の諸症状にもよいので、寒い時期の健康維持に欠かせない食材です。

不調② 風邪・インフルエンザ

風邪やインフルエンザといった感染症が猛威を振るう季節でもあります。風邪には実は「青い風邪」と「赤い風邪」があり、前者はサラサラした鼻水が特徴の冷えからくる風邪。後者は黄色っぽい粘度のある鼻水が出る、熱からくる風邪です。

青い風邪には体を温めるシナモンやしょうがといったスパイスが大活躍！ 反対に赤い風邪には、りんごや大根といった体の熱を冷ます食材がおすすめです。

乾燥で肺が弱ると風邪をひきやすくなるので、水菜や小松菜といった体に潤いを与えてくれる食材も意識してしっかりいただきましょう。

気滞タイプ
大根→P56
ホタテ→P63
牡蠣→P70

瘀血タイプ
たら→P66
牡蠣→P70

痰湿タイプ
大根→P56
小松菜→P58
シナモン→P59
牛肉→P60
のり→P62
卵→P64

今月積極的にとりたい食材

大根

涼　甘　辛

こんなときにおすすめ

- 胃腸の調子が悪い
- 熱がある
- 咳や痰が出る

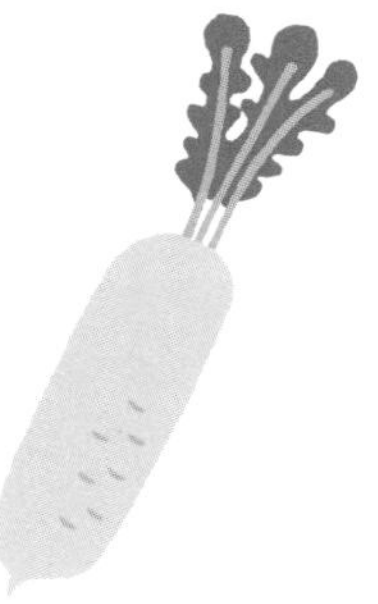

民間療法にも使われる食べる胃腸薬

みずみずしいおいしさで、いろいろな料理に使える大根。体の過剰な熱を取り除き、肺を潤します。気管支をきれいにし、咳や痰を解消する働きもあるため、風邪のひきはじめや喉の不快感といった症状におすすめ。はちみつに漬けた「大根あめ」は咳止めにいい民間療法として知られていますが、このように中医学の視点から見ても理にかなっているのです。

また、気の巡りを促すとともに、消化酵素のジアスターゼを豊富に含んでいることから、胃腸の働きを整えて消化を助ける作用も。脂肪を分解する酵素も含んでいるので、年末年始に食べすぎた！という人にもぴったりですね。

大根の葉もβ-カロテンやビタミンC、カルシウムといった栄養がたっぷりなので、刻んでおみそ汁に入れるなど、余すところなくいただきましょう。

おすすめの食べ方

民間療法にもあるようにはちみつは相性◎。いずれも肺を潤す作用があるため、呼吸器系の不調の改善に効果的です。

大根のおすすめレシピ

大根あめ

喉の痛みや咳、痰が出るときにおすすめなのが大根のシロップ。はちみつの抗菌作用も加わって、優しく喉を癒します。

材料〈作りやすい分量〉

大根、はちみつ…各適量

※はちみつが入っているので
1歳未満には与えないこと

作り方

1 大根は皮つきのまま小さいサイコロ状に切る。

2 **1**を清潔な小瓶に入れ、はちみつをかぶるくらいまで注いで冷蔵庫に入れ、3時間以上おく。エキスをスプーンですくって飲む（または湯で割る）。冷蔵庫で4～5日保存可能。

大根粥～梅のあんかけ

胃腸に優しいお米と大根を合わせて。梅は疲労回復や下痢、発熱にもいいとされ、唾液の分泌を促し、消化力を高めてくれます。

材料〈作りやすい分量〉

大根…100g
米…1/2合
サラダ油…小さじ1
塩…2つまみ
A ｜梅干し（種を取ってたたく）…大1個
｜だし汁…1カップ
葛（または片栗粉）…大さじ1

作り方

1 米は洗ってザルに広げる。大根は皮をむいていちょう切りにする。

2 鍋に**1**の大根、米、10倍量の水（分量外）、サラダ油を入れ、ふたをずらして弱火で30～40分炊く。とろみが出たら塩で味をととのえ、火を止め、器に盛る。

3 小鍋に**A**を入れ、煮立ったら大さじ2の水（分量外）で溶いた葛を混ぜながら加える。沸騰させてとろみをつけ、2にかける。

あぶりしいたけのみぞれあえ

風邪の予防や疲労回復にいいしいたけに大根おろしを合わせて。しいたけは腎を養うので、老化が気になるときにも◎！

材料〈2人分〉

大根おろし…大さじ4～5
しいたけ…4枚
酢じょうゆ、ポン酢、七味唐辛子…（好みで）各適量

作り方

1 しいたけは硬い部分を落とし、軸を上にして塩少々（分量外）をふる。熱した魚焼きグリルであぶり、手でさく。大根の葉があればみじん切りにし、塩もみする。

2 水気を軽くしぼった大根おろしと**1**をさっくりあえる。好みで酢じょうゆやポン酢、七味唐辛子をふる。

小松菜

平　甘　辛

こんなときにおすすめ

- 疲れている
- イライラする
- 貧血気味

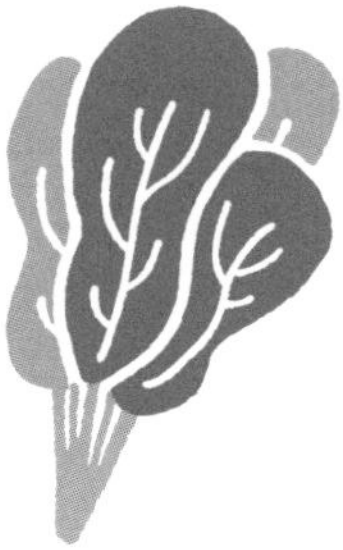

鉄分、カルシウムが豊富！体内に血を増やす

クセがなくて食べやすく、アクが少ないので下処理なしで使える便利野菜。中華料理にもよく使われますが、実は日本生まれです。

小松菜は鉄分やカルシウムを豊富に含んでおり、鉄分の吸収を促すビタミンCもたっぷり。ドロドロになった血液をきれいにする働きもあります。

血を作り出す力を高め、血液を増やしてくれるので、貧血気味のときや血虚《けっきょ》タイプの人は積極的にとるといいでしょう。鉄分が不足しやすい妊婦さんにもおすすめ。血流がよくなることで、血行不良が原因で起こっていた肩こりを解消する効果もあります。

また、中医学的に見ると、陰を補い、腸を潤す効果もあるとされています。乾燥からくる便秘やコロコロした便に悩んでいる人は、おひたしや汁物にしてたっぷりいただきましょう。

おすすめの食べ方

小松菜と同じくカルシウムが豊富な干しえびやツナは相性抜群。また、油と一緒に食べるとカロテンの吸収率がアップするため、油を使って炒め物にしても。

小松菜のおすすめレシピ

小松菜と桜えびのナムル

カルシウム豊富な小松菜×桜えびで骨をますます丈夫に！
桜えびの温め効果で冷え性の人にもいいですよ。

材料〈2人分〉

小松菜…1/2 束
桜えび…大さじ 2
A　にんにくのすりおろし…小さじ 1/2
　　塩…2 つまみ
ごま油…小さじ 2 〜 3

作り方

1 小松菜は 4cm 長さに切って水にさっとさらす。
2 フライパンに **1** を水気がついたまま入れ、桜えび、**A** を散らし、全体にごま油を回しかける。ふたをして中強火で 2 分ほど蒸し焼きにする。

小松菜とさば缶のあら汁

さばのビタミンDが小松菜のカルシウムの吸収をサポート！
みそは冷え解消によく、骨を強くし、便秘解消にもおすすめです。

材料〈2人分〉

小松菜…2 〜 3 株
長ねぎ…8cm
だし汁…300cc
さば水煮缶…1 缶（190g）
みそ…大さじ 1 〜 2
しょうがのすりおろし…適量
ラー油…少々

作り方

1 小松菜は 4cm 長さに切る。長ねぎは小口切りにする。
2 小鍋にだし汁を入れて中火で熱し、**1** の小松菜と汁ごとのさば缶を入れて温める。みそを溶き入れる。
3 **2** を器に盛ってねぎ、しょうがを入れ、ラー油をふる。

ゆるゆる養生メモ

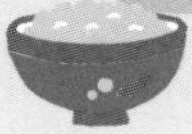

シナモンは冷えからくる不調に効果的

　パンやお菓子によく使われるスパイス、シナモン。熱性で体を温めるパワーが強いので、寒いこの時期にぴったり。冷えからくるお腹の不調や肩こり、生理痛を緩和する効果があります。寒さで疲れやすい、冷えやすいときにも有効です。
　発汗や解熱を促すので、しょうがと同じく冷えからくる風邪のときにもおすすめです。

牛肉

平　甘

こんなときにおすすめ

- 元気がない
- 冷え性だ
- 足腰が弱っている

疲れを癒し体を元気にする

体の冷えに悩んでいるなら牛肉がおすすめ。牛肉には熱を全身に巡らせ、気を補う作用があります。脾《ひ》と胃の働きを高めて、血の巡りをよくする力もあるので、気力や体力増進に効果的。疲れて元気がないとき、体力が落ちたと感じるときは、牛肉で内側から陽気を補いましょう。

栄養面で見ると、たんぱく質やミネラルが豊富で、体力アップに効果的。総合的に体を元気にしてくれます。

ただ、肉類は消化にやや負担がかかるため、胃腸が弱っているときにたくさん食べるのはおすすめできません。まずは消化しやすいものを食べて体力や消化力が回復してから、少しずつ食事に取り入れるのがいいですよ。

ちなみに牛の結石は「牛黄《ごおう》」という漢方薬でもあります。心臓病や脳卒中の治療に用いられます。

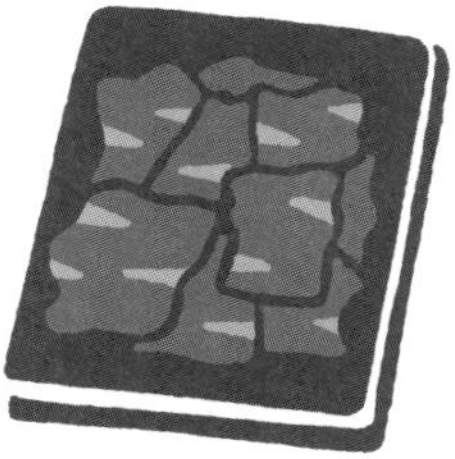

おすすめの食べ方

まいたけに含まれる酵素には肉を柔らかくする作用があるので、一緒に調理するのがおすすめ。消化力が弱い人も食べやすくなります。

牛肉のおすすめレシピ

牛肉とわかめのスープ

韓国では産後に毎日飲むという“お母さんのスープ”。
腎を養う牛肉＆わかめのパワーで、疲労回復・体力アップに効果的です。

材料〈2人分〉

牛肉（焼肉用）…150g
生わかめ…60g（乾燥の場合は 8g）
玉ねぎ…小 1/2 個
にんにく…1 かけ
ごま油、しょうゆ…各大さじ 1
A｜水…3 カップ
　｜酒…大さじ 2
塩、こしょう…各少々

作り方

1 わかめは食べやすい大きさに切る。牛肉は小さく切る。玉ねぎ、にんにくは薄切りにする。
2 鍋にごま油を中火で熱し、**1** を入れてしんなりするまで炒め、しょうゆを加えてなじませる。
3 **A** を加え、沸騰したら弱火にして 10 ～ 15 分煮る（アクがあれば取る）。塩、こしょうで味をととのえる。

牛肉とまいたけのしぐれ煮

薬膳でよく使われるまいたけは、気を補い、アンチエイジングに最適。
まいたけの力で肉が柔らかくなり、便秘の改善にも効果的です。

材料〈作りやすい分量〉

牛こま切れ肉…300g
まいたけ…1 パック
しょうが…1/2 かけ
ごま油…大さじ 1
A｜酒、しょうゆ、みりん
　｜　…各大さじ 1
　｜砂糖…小さじ 1

作り方

1 まいたけは手でほぐす。しょうがは皮つきのまま細切りにする。
2 フライパンを中火で熱し、ごま油をなじませる。**1** のしょうがと牛肉を炒めて、肉の色が変わったら、まいたけを加えて炒める。
3 **A** を加え、煮汁がなくなるまで炒め煮する。

牛肉のわさびステーキ

体を温めるわさびと合わせて、冷えの解消効果がアップ！
わさびが消化も助けてくれます。

材料〈2人分〉

牛ステーキ肉…2 枚
塩、こしょう…各少々
牛脂（なければサラダ油）
　…大さじ 1
わさび…小さじ 2

作り方

1 牛肉は室温に 20 分ほどおき、塩、こしょうをふる。
2 フライパンを中火にかけて熱し、牛脂をなじませる。**1** を入れて焼き、焼き色がついたら裏返して中弱火にし、好みの加減に火を通し、わさびをぬって食べやすく切る。

のり

寒　甘　鹹

こんなときにおすすめ

- 咳や痰が出る
- 忘れっぽい
- 生活習慣病の予防

のりのように黒い食材は、腎《じん》という生命力に関わる部位を養います。腎が弱ると、忘れっぽい、足腰が弱るといった老化現象が目立つように。のりは動脈硬化や生活習慣病の予防にも効果的です。鹹《かん》味《み》といってミネラルがもつしょっぱいような味には、しこりや腫瘍を小さくする作用もあります。

利尿効果が高く、体内の余分な水分を排出するので、むくみ解消にも。肺を潤し、咳や痰といった喉の不調を改善する効果もあります。

おすすめの食べ方

腎にいいので焼きそばにかけたり、ご飯にのせたり、日常的に気軽に食べて。しけったら佃煮にするといいですよ。

のり吸い

鍋不要、材料を合わせて湯を注ぐだけの即席のお吸い物。
のりに昆布と、黒い食材で体に元気を与えます。

材料〈2人分〉

のり、塩昆布（またはおぼろ昆布）
　…いずれも好みの量
長ねぎ（みじん切り）…大さじ1
粗びき黒こしょう（好みで）…適量
ゆずの皮（好みで）…少々

作り方

1. お椀に塩昆布と長ねぎを入れ、熱湯適量（分量外）を注ぐ。
2. ちぎったのりを加え、好みで粗びき黒こしょうをふり、ゆずの皮を落とす。

自家製のりの佃煮

ご飯によく合うのりの佃煮は、自家製なら安全でヘルシー。
黒すりごまを加えることで体を滋養する効果が増します。

材料〈作りやすい分量〉

のり（全形）…2枚
A　酒、みりん…各大さじ2
　　しょうゆ…大さじ1
黒すりごま…大さじ1

作り方

1. のりはちぎる。
2. 鍋に**1**、**A**を入れ、混ぜながら中火で煮る。
3. 汁気が少なくなってきたら黒すりごまを加え、よく混ぜる。保存容器に入れ、冷蔵庫で1週間保存可能。

ホタテ

平　甘　鹹

こんなときにおすすめ

- 胃腸の調子が悪い
- アンチエイジングしたい
- 精神が不安定だ

タウリンやたんぱく質を豊富に含むホタテ。冬から夏にかけてが旬とされ、長くそのおいしさを楽しめます。ミネラル分が豊富で、中医学的には脾《ひ》胃《い》の働きを助け、全身の機能を高めるとされており、滋養強壮や老化防止にうってつけ。腸の働きを助け、消化不良や胃もたれも改善します。肝が弱りやすい春にもおすすめの食材です。生はもちろん、干し貝柱も栄養満点！　日持ちするので、ストックしておくといいですよ。

おすすめの食べ方

ちんげん菜や黒きくらげといった中華食材と好相性。干し貝柱ならだし代わりに使えるのでスープにしても。

避けたい食べ方

ウロ（黒い部分）とエラには毒があるので食べないように。

ホタテの磯辺巻き

胃腸の働きを助けるホタテは、滋養強壮に最適。のりを合わせることで不眠やむくみにも効きます。あと一品ほしいときにもおすすめ。

材料〈2人分〉

ホタテ…4個
しょうゆ、のり、一味唐辛子
…各適量

作り方

1 ホタテはしょうゆをからめる。のりは火であぶる。
2 熱した魚焼きグリルで**1**のホタテを焼いて一味をふり、のりを巻いて食べる（あるいはちぎったのりを散らす）。

ゆるゆる養生メモ

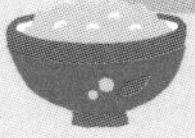

潤い効果抜群！　不老長寿の薬、白きくらげ

中国では、不老長寿の薬として珍重されてきた白きくらげ。白い食材は肺を潤す効果が高いですが、白きくらげも例外ではありません。肌の乾燥やしわの予防、空咳といった乾燥からくる不調をやわらげます。また、イライラや不眠といった更年期障害の緩和にも効果的。気を補い、アンチエイジング効果が抜群です。オンラインショップや漢方食材店で手に入ります。

卵

（卵黄）平 甘　（卵白）涼 甘

こんなときにおすすめ

- 空咳がある
- 口が渇く
- 元気がない
- 貧血気味
- 不眠

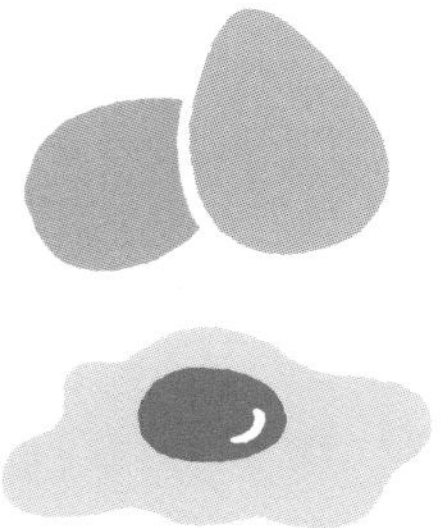

栄養バランスばっちりのパワーフード

安価で和洋中とどんな料理にも使える卵は、家庭の便利食材。調理の手間もかからないので、いつでも手軽に食べられるのも大きな魅力です。

必須アミノ酸やビタミンなど体に必要な栄養素をバランスよく含み、血を増やして潤いを補給する力をもち、元気がない、力が出ないという人にぴったり。五臓の機能を高めてくれます。悪者にされがちなコレステロールですが、実はメンタルの安定に不可欠。卵はその補給にも効果的です。卵黄と卵白で効能がやや異なり、特に卵黄は不足している体液や血液を補い、体を潤す効果が。卵白は過剰な熱を取り除いてくれます。

また、体が吸収しやすい鉄分を豊富に含んでおり、貧血防止にも効果的。黄身は半熟、白身は完全に熱が通った状態が一番吸収しやすいといわれています。

おすすめの食べ方

納豆に入れるのも定番ですが、白身は納豆の栄養成分の吸収を妨げるので、黄身だけを加えましょう。

卵のおすすめレシピ

卵酒

卵と同様、体を潤す効果をもつはちみつ。
温め作用もあり、ホッとひと息つきたいときや寝る前にもぴったり。

材料〈1人分〉

卵…1個
はちみつ…適量
日本酒…100～150cc

作り方

1 カップに卵、はちみつを入れて溶く。小鍋で日本酒を温め、注いで混ぜる。

卵みそそぼろ

体を温め、胃腸を整えてくれるみそと合わせると滋養強壮作用が高まります。ご飯にのせたり、おにぎりの具にしても。

材料〈作りやすい分量〉

卵…2個
A ｜ みりん…大さじ2～3
　 ｜ みそ…大さじ1

作り方

1 小鍋に卵と**A**を入れ、中火にかける。そぼろ状になるまでかき混ぜながら加熱する。

黒きくらげの豚玉

卵＆豚肉とWのたんぱく質で疲れを癒します。
黒きくらげが体のすみずみまで栄養を運んでくれますよ。

材料〈2人分〉

卵…2個
塩…小さじ1/4
黒きくらげ…1パック
（乾燥の場合は5g）
ごま油…大さじ1
豚こま切れ肉…80g
A ｜ 酒…大さじ1
　 ｜ 顆粒鶏ガラスープの素
　 ｜ …小さじ1

作り方

1 卵を割り、塩を加えて溶く。黒きくらげは食べやすく切る（乾燥の場合は水で戻し、硬い部分があれば落として水気をきる）。

2 フライパンにごま油を中火で熱し、豚肉を炒める。肉の色が変わったら**1**の黒きくらげを加え、**A**をふって炒める。

3 全体に火が通ったら**1**の卵を加え、ふんわり炒める。

たら

平　鹹　甘

こんなときにおすすめ

- 疲れている
- 息切れする
- 二日酔い

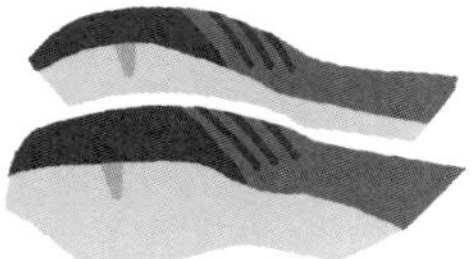

あっさりしていて食べやすいたらは、鍋料理の具材としても人気。栄養豊富で高たんぱく、かつ低カロリーなので、ダイエット中の人にもおすすめです。

タウリンやグルタチオンといった肝の働きを促す成分を含み、ビタミンDも豊富。気と血を補い、心身を癒します。疲れているときや息切れといった症状が気になるときに◎。また、解酒《げしゅ》といってお酒の毒を分解する働きがあるので、二日酔いのときにもおすすめ。

たらとしめじのタルタル焼き

しめじも血を補う効果が高い食材。乾燥を潤す力も高く、血を増やして胃腸を潤し、便通もサポートします。

材料〈2人分〉

たら（切り身）…2切れ
塩、こしょう…各少々
しめじ…1/2パック
玉ねぎ…1/4個
A　マヨネーズ…大さじ1
　　しょうゆ…少々
小麦粉…適量

作り方

1. たらはそれぞれ3等分に切り、塩、こしょうをふる。しめじと玉ねぎはみじん切りにし、ラップに包んでレンジ（600W）で1分加熱し、Aを混ぜてタルタルソースを作る。
2. **1**のたら全体に小麦粉を薄くはたき、**1**のタルタルをそれぞれのせ、トースターで表面に焦げ目がつくまで10分ほど焼く。

おすすめの食べ方

たらに多く含まれるビタミンDにはカルシウムの吸収を促す作用があるので、カルシウムが豊富な食材と合わせると効率的に摂取できます。

水菜

平　辛

こんなときにおすすめ

- 乾燥が気になる
- 肌が荒れている
- 二日酔い

避けたい食べ方

生でも食べられるものなので、薬効を損なわないためにも加熱しすぎに気をつけましょう。

おすすめの食べ方

水菜に多く含まれるβ-カロテンは油と一緒に調理すると効率よく吸収できます。

煮ても、生でも食べやすい便利食材で、京都生まれ。水菜自体がたっぷり水分を含んでいると同時に、体に潤いを与える力が強いので、肌荒れや乾燥が気になる人は積極的に食べるといいでしょう。抗酸化作用が強く、ミネラルやビタミン、食物繊維などもバランスよく含んでいます。

また、むくみの解消や便秘改善にも効果的。ビタミン類は加熱すると流出しますが、鍋や汁物にすれば栄養を逃さず摂取できますよ。

水菜とえのきのハリハリ鍋

水菜のハリハリした食感が楽しい鍋。はまぐりは水菜と同様、潤い補給効果が高く、咳や痰を鎮める働きもあります。

材料〈作りやすい分量〉

水菜、えのき…各1/2袋
はまぐり…4～6個
A｜昆布のだし汁…2カップ
　｜酒…大さじ2
しょうゆ…少々

作り方

1. 水菜とえのきは5cm長さに切る。
2. 小鍋にはまぐり、Aを入れて中火にかける。はまぐりの口が開いてきたら1を加え、しょうゆで味をととのえる。

ゆるゆる養生メモ

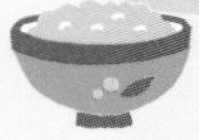

黒ごまはアンチエイジングをサポート

　黒ごまのように黒い食材は、生命力の要で、冬に弱りやすい腎を養います。腎が弱ると老化が進むので、冬だけでなく、年中「補腎」を意識しましょう。黒ごまなら、ご飯やおひたしなどにサッとふりかけるだけで補腎ができてとても便利。すりごまにすると体に吸収されやすくなります。体の健康維持に欠かせないビタミンやたんぱく質も豊富です。

もち（もち米）

温　甘

こんなときにおすすめ

・元気がない
・気力が出ない

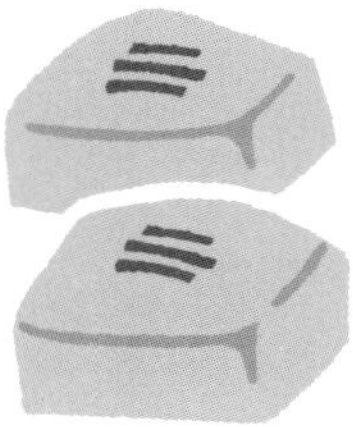

体に力を生み出す！最強のスタミナ食材

日本の伝統食材の一つで、お正月に欠かせないおもち。脾の働きを高め、胃を温める効果があり、元気を出すのにうってつけのパワーフードで、慢性的な疲れに悩んでいる人におすすめです。年末年始の疲れが出てくるこの時期に食べるのはとてもいいですね。

また、気虚（P20）の性質が強く、疲れやすくてすぐにスタミナ切れする人にも有効です。

体を温める力も高いので、冷え性や冷えからくる不調にも効果的。また、しっかりとした弾力があり、粘り気が強いゆえ消化に時間がかかることから、米やパンと比べ腹持ちがいい食材でもあります。ただ、胃腸が弱りすぎているときは、かえって負担になることも。食べすぎると体に熱や痰湿（P41）が増え、にきびや肌荒れなど過剰な熱による不調を引き起こす原因にもなるので体調に合わせて。

避けたい食べ方

粘り気が強く、消化に負担がかかるので、胃腸が弱っているときや高齢者は気をつけましょう。

おすすめの食べ方

大根おろしやのり、きな粉と合わせる昔ながらの食べ方はいずれも消化をよくするなどの効果があります。

もち（もち米）のおすすめレシピ

ねぎもち

体を温めるねぎと合わせて、冷え性改善や風邪の予防に！
もちは角もち2個をスライスしてもOKですよ。

材料〈2人分〉

もち（しゃぶしゃぶ用）…8枚

A | 万能ねぎ（刻む）…大さじ4
ごま油…大さじ1
顆粒鶏ガラスープの素…小さじ1/2
塩、山椒…各2つまみ

作り方

1 Aは混ぜる。

2 もちはゆでるか袋の表示通りにレンジで加熱する。器に1/2量ずつ盛り、それぞれAをかける。

しょうがおこわ風

もちを入れてご飯を炊くことでおこわのような食感に。
しょうがのパワーで温め効果がアップし、気力と体力を養います。

材料〈作りやすい分量〉

もち（しゃぶしゃぶ用）…4～5枚
米…2合

A | しょうゆ、みりん…各大さじ1

しょうが…1かけ

作り方

1 米は洗って30分ほど水につけてザルに上げる。Aを加えて炊飯器に入れ、目盛りまで水（分量外）を加える。しょうがは皮がついたまま細切りにする。

2 1にもち、しょうがをのせ、通常通りに炊飯する。

ゆるゆる養生メモ

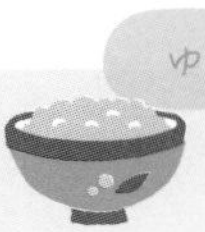

黒米で寒さによる疲れを解消

黒い食材はアンチエイジングに効果的。黒米にはビタミンEもたっぷり含まれているので、栄養面で見ても同じく老化防止にいいといえるでしょう。

消化にもよく、冬の寒さで低下しがちな気力と体力を回復させます。黒い色素はアントシアニンで、眼精疲労を緩和します。黒米だけだと食べづらいので、白米に少量混ぜて炊くと普段の生活でも摂取しやすいです。

牡蠣

平　甘　鹹

こんなときにおすすめ

- 気分が落ち込んでいる
- 眠れない
- 乾燥が気になる

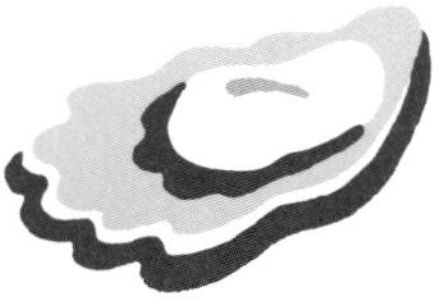

〝海のミルク〟といわれるほどビタミンやミネラルが多く、栄養満点。中医学的に見ると牡蠣は肝に作用し、精神の安定に不可欠な血を増やすので、気分の落ち込みや不安感があるときにおすすめです。鉄分や亜鉛も豊富で、血の不足で体が冷えている血虚タイプ（P24）の人にもぴったり。慢性的な疲れや不眠を解消し、肌や髪に潤いを与える効果もあります。冬が旬とされますが、産卵期前の3～5月もおいしいですよ。

おすすめの食べ方

牡蠣に含まれる貧血予防にいい鉄分は、レモンのビタミンCと合わせると吸収率が高まります。

牡蠣の昆布焼き

牡蠣は柑橘をしぼって食べると、体を元気にする
ミネラルの吸収率がアップ！　牡蠣の旨みを吸った昆布も食べられます。

材料〈2人分〉

牡蠣…6個
昆布…1枚（牡蠣がのる大きさ）
ゆずなどの柑橘…適量

作り方

1 酒（分量外）で濡らしたキッチンペーパーで昆布をふく。
2 水気をふいた牡蠣を**1**にのせ、熱した魚焼きグリルを中弱火にして、ふっくらとふくらむまで焼く。ゆずをしぼっていただく。

ゆるゆる養生メモ

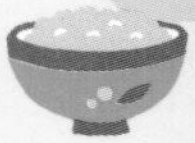

かにはイライラやほてりに効果的

冬はかにがおいしい季節。かには寒性で体の過剰な熱を取り除き、イライラやほてりを鎮めてくれます。また、血液をきれいにして巡りをよくし、むくみやうっ血を解消する効果も。コレステロールを抑制するタウリンが豊富なので、生活習慣病の予防にもおすすめです。ただ、体を冷やすため、冷えが強い人はしょうが酢などと合わせるといいですよ。

FEBRUARY

2月の
暮らしと食養生

花粉症などアレルギー症状が出やすいとき。

それらの不調を整えながら、春本番に向けてエネルギーを高めていきます。米や鶏肉などで心身をしっかり滋養しましょう。

2月

FEBRUARY

暦の上では春の到来！
軽やかに動ける心身に

来るべき季節に向けて心身を整えよう

2月は一年の中でもっとも寒さが厳しい時期ですが、立春を迎え、暦の上ではもう春。実生活では「春だ」と感じられることはまだ少ないですが、中医学では2～4月を春と捉えるので、心の中では来るべき季節を意識しておくといいでしょう。

春は心身ともに軽やかに、フットワークよく動いて、いろいろなことに挑戦したいとき。お米や鶏肉、ブロッコリーといった心身を滋養してくれる食材を食べて、エネルギーを蓄えましょう。

特にお米は日本人の主食であり、エナジーフード。体を元気にし、消化器系の働きを整える作用があります。昨今の糖質制限ブームでお米を控える人も多く見られますが、糖質は脳にとっても不可欠な栄養素ですし、中医学的に見てももったいないこと。肝《かん》が活発に働く春はその影響で胃腸を司《つかさど》る脾《ひ》が弱りやすく、食欲不振や吐き気といったお腹の不調が起こりやすくなりますから、ぜひ今から食事を通して整えておきましょう。

ちなみに春を快適に過ごせるかどうかは、冬の間の養生が影響します。特に毎年、春に体調を崩す人は、冬場の過ごし方が大切。本格的な春を迎える前に活動を少しペースダウンして、早寝しているか？ 体を冷やしていないか？ イライラせずに過ごせているか？ など、立ち止まって見直してみるといいですよ。

体質別今月のおすすめ食材

気虚タイプ
ブロッコリー→P74
鶏肉→P76
えび→P78
米→P79
ハトムギ→P75
ぶり→P83
せり→P84
カシューナッツ→P86

血虚タイプ
鶏肉→P76
ぶり→P83
クコの実→P85

陰虚タイプ
ぶり→P83
クコの実→P85

気滞タイプ
ブロッコリー→P74
わかめ→P82
金柑→P85

瘀血タイプ
わかめ→P82
せり→P84

今月起こりやすい不調

不調① 花粉症、アレルギー

現代病の一つともいえる花粉症やアレルギー。毎年、2月に入る頃には目のかゆみやくしゃみ、鼻水といったアレルギー症状に悩まされている人も多いでしょう。

　こうした症状が出る原因の一つに、「衛気《えき》」という体のバリア機能の低下が挙げられます。衛気とは食事と呼吸から作られる、体を覆っているエネルギーの膜のようなもの。肺や胃腸が弱るとこのバリア機能も弱るとされ、寒さで体が弱っているこの時期はとりわけ機能の低下が起こりやすいのです。

　すでに花粉症の症状が出ている人は、日頃から温かく栄養があるものを食べる、甘いものや油っこいものは食べすぎない、冷たい飲み物は飲まないといった基本的な食養生を実践してください。それがそのまま衛気を高めることにつながります。

不調② 目のかすみや乾燥

花粉症でよくある目のかすみや乾燥といった不快な症状には、クコの実が有効。杏仁豆腐にのっているあの赤い実です。〝飲む目薬〟といわれる漢方薬に含まれており、「明目《めいもく》」といって目をすっきりさせる働きがあります。呼吸器系や肌を潤す効果もあるので、まだまだ寒さが厳しく乾燥するこの時期には最適な食材ですね。効能を得るには、毎日ひとつかみほど食べるといいですよ。なお、目のかゆみには菊の花がおすすめ。菊花茶にして飲みましょう。

痰湿タイプ

ふきのとう→P80
からし菜→P81
わかめ→P82
せり→P84

今月積極的にとりたい食材

ブロッコリー

平　甘

体作りにも欠かせない 高たんぱくな緑黄色野菜

こんなときにおすすめ

- 胃腸の調子が悪い
- 抵抗力が下がっている

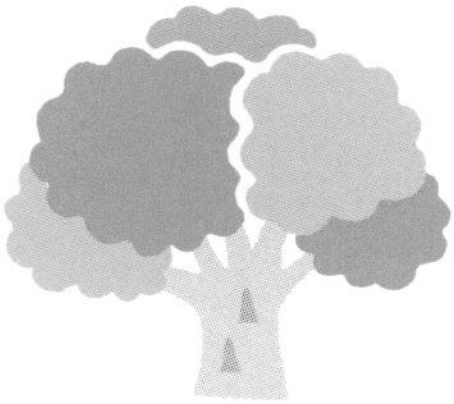

ホクホクした食感がおいしいブロッコリー。食卓の彩り野菜としても欠かせませんよね。腎《じん》を補って五臓の機能を高めるので、滋養強壮にぴったり。弱った胃腸を整えたり、虚弱体質を改善したりする働きがあります。本格的な春に向けて体の英気を高めたいこの時期にはぴったりの食材です。

ブロッコリーに含まれるビタミンには目の粘膜を保護する働きがあり、ドライアイの改善にも効果的。花粉症やアレルギーで目のトラブルを抱える人にもおすすめです。また、スルフォラファンというファイトケミカルを含有しており、疲労回復やアンチエイジング、生活習慣病の予防にも効果的。野菜としてはたんぱく質も多く含み、男性ホルモンを高める働きがあることから、筋肉がつきづらい体質の人はトレーニング前に食べるといいといわれています。

避けたい食べ方

ビタミンCの流出を防ぐため、水に長時間さらしたり、長くゆでるのは避けましょう。

おすすめの食べ方

切って５分おくとブロッコリーの栄養パワーがアップ。また、加熱する際はできるだけ低温にするのがポイント。

ブロッコリーのおすすめレシピ

ブロッコリーとツナのレモンじょうゆ

ツナは原材料がマグロやカツオで、整腸作用や疲労回復効果が抜群。
ブロッコリーと一緒に食べると、体がますます元気に！

材料〈2人分〉

ブロッコリー…小1個（250g）
ツナ缶…1缶（70g）
A しょうゆ…大さじ1～1と1/2
　からし…2cm
　レモン果汁…小さじ2

作り方

1 ブロッコリーは小さめに切って5分ほどおき、耐熱容器に入れる。ラップをかけてレンジ（600W）で3分加熱する。
2 軽く油をきったツナ缶と **A** を加えてさっくりとあえる。

チーズとこしょうのベイクドブロッコリー

植物性たんぱく質（ブロッコリー）と動物性たんぱく質（チーズ）のコンビで
元気をつけます。チーズはコクと旨味を増す効果も！

材料〈2人分〉

ブロッコリー…小1個（250g）
にんにく…1かけ
オリーブオイル…大さじ1
塩、こしょう、粗びき黒こしょう
　…各少々
粉チーズ…適量

作り方

1 ブロッコリーは7～8mm幅にスライスする。芯の部分は皮をむき、薄切りにする。にんにくはつぶす。
2 フライパンにオリーブオイルと **1** のにんにく、ブロッコリーを入れる。弱火で両面をゆっくり焼いたら、塩、こしょうを軽くふり、水大さじ2（分量外）を加えてふたをし、蒸し焼きにする。
3 **2** を器に盛って粉チーズをふり、粗びき黒こしょうをふる。

ゆるゆる養生メモ

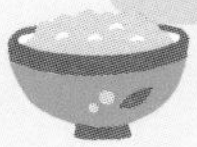

ハトムギは痰湿タイプの花粉症の症状緩和に

中医学ではイボをとる生薬として用いられるハトムギ。脾の働きを助けて体の水はけをよくし、体にこもった過剰な熱を取り去る効果があります。一般的に、夏場におすすめの食材ですが、この時期は痰湿タイプ（P40）で、花粉症による目や喉のかゆみが見られる人におすすめです。一方、血が不足していて体が弱っている人はとりすぎに気をつけてください。

鶏肉

温　甘

こんなときにおすすめ

- 疲れている
- ストレスが多い
- 食欲がない

不足した精や気を補い心身に力を取り戻す

　気を補う力が強い鶏肉は、寒さや風邪、花粉症など体調不良で疲れやすくなっているこの時期に特におすすめ。すぐに疲れる、寝てもなかなか疲れがとれないときは、慢性的にエネルギーが不足している状態。こうした食材で積極的に気を補給しましょう。

　また、鶏肉は食べ物を消化・吸収する脾《ひ》胃《い》の働きを高め、胃腸を温めて気を補います。慢性的な消化不良や下痢の改善にも有効ですよ。肉の中では消化の負担が少ないので、虚弱体質の人の体力アップにもおすすめですし、産前産後や病気の回復期など、体力をつけたいときにもおすすめです。

　体を作り、生命を維持するために必要な「精」を補う力があり、アンチエイジングにもＧｏｏｄ。精が充実していると環境の変化にもうまく対応でき、心身の不調を招きにくくなるとされています。

おすすめの食べ方

鶏肉に多く含まれるコラーゲンは、ビタミンCと一緒にとると吸収率アップ！　じゃがいもやブロッコリーなどの野菜と合わせるといいですよ。

鶏肉のおすすめレシピ

ささみとセロリの香りあえ

セロリと鶏ささみの組み合わせでストレスをやわらげます。
セロリの香りも楽しみながらいただきましょう。

材料〈2人分〉

鶏ささみ…2本

A
- 酒…大さじ1
- 塩、こしょう…各少々

セロリ…1/2本

B
- 塩…2つまみ
- 酢…小さじ1
- ごま油、山椒…各少々

作り方

1 ささみはフォークで数か所穴をあける。耐熱容器に入れ、Aをなじませてラップをし、レンジ（600W）で2分加熱し、そのまま冷ます。汁は取っておく。

2 セロリは薄切りにし、葉はみじん切りにする。

3 Bに容器に残ったささみの汁を入れ、さいたささみ、2をあえる。

塩麹の参鶏湯風

パワーをつけたい病中病後にもおすすめ！　塩麹で肉もほろりと柔らかに。
骨つきの鶏肉＋漢方食材入りのスープで滋養強壮力が増します。

材料〈2人分〉

骨つき鶏もも肉…大1本

塩麹…大さじ1と1/2

長ねぎ…1本

うす切りもち…2枚

A
- にんにく（つぶす）…1かけ
- しょうが（薄切り）…5枚
- なつめ…2個
- 酒…50cc
- こしょう（ホール）…少々

作り方

1 鶏肉はポリ袋に入れ、塩麹をなじませて5分ほどおく。Aのなつめはよく洗って数か所に切り込みを入れる。長ねぎは斜め薄切りにする。

2 厚手の鍋に1、もち、Aを入れて水4〜5カップ（分量外）を加えて中火にかける。沸騰したら弱火にしてふたをし、アクを取りながら40分ほど煮る。

ゆるゆる養生メモ

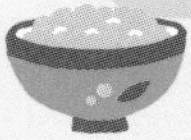

五臓すべてを補う万能食材とは？

あらゆる食材は五臓（P15）のいずれかに働きかけますが、中には五臓すべてを養う万能食材があります。その一つが卵。卵自体がもともとはヒナがかえるものですから、栄養抜群なのは納得ですね。中でも、うずらの卵がもっとも優れているとされます。

そのほかにもバターやはちみつ、まいたけも五臓すべてに働きかける食材です。

えび

温 甘 鹹

こんなときにおすすめ

- 冷え性だ
- 疲れやすい
- 不安や憂鬱感がある

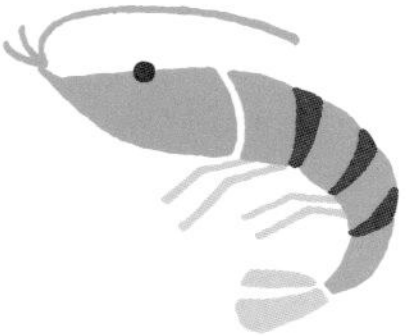

血行を促し、スタミナを補うえびは寒い時期の健康維持にぴったりな食材。特に寒さからくる冷えで腎が弱ると、不安感や憂鬱感が出て情緒不安定になることも。
えびは温性で胃を温めるほか、気を補う作用があるので、冷え性改善や気持ちを元気にするのに一役買ってくれます。冷えからくる足腰の痛みの緩和にも効果的です。なお、干しえびなら殻も丸ごと食べられるので、カルシウム補給にも◎ですよ。

えびのこしょう炒め

血行促進＆疲労回復にいい食材をたっぷりと。
えびは片栗粉をまぶすとよりプリプリした食感に！

材料〈2人分〉

えび…6～8尾
みりん…大さじ1と1/2
片栗粉…適量
ごま油…大さじ2
A　にんにく(刻む)、しょうが(刻む)…各大さじ1
B　酒、しょうゆ、オイスターソース…各小さじ1と1/2
粗びき黒こしょう…たっぷり

作り方

1　えびはひげと足を取り、キッチンバサミで背中から尾に向かって切り込みを入れ、あれば背わたを取る。ボウルに入れてみりんをふり、10分ほどおく。水気をふいて、片栗粉を薄くまぶす。
2　フライパンにごま油とAを入れて中弱火で炒め、香りが出たら1のえびを加え、赤くなるまで焼く。Bを加えてなじませ、粗びき黒こしょうをふる。

おすすめの食べ方

日本酒やしょうがで酒蒸しにしするとくさみが消えて身もふっくらし、旨味もアップ。温め作用も高まります。

米

平　甘

こんなときにおすすめ

- 胃腸の調子が悪い
- 疲れやすい

糖質制限ブームで炭水化物を悪者だと捉えている人もいますが、中医学的に見るとお米はまさにパワーフード。炊きたてのご飯を頬張ると、それだけで元気になりますよね。気を補って体を元気にするほか、食べ物の消化吸収を促し、胃腸の働きを整えてくれます。イライラを抑える働きも。

ちなみにお米は平性なので、体を温めたり冷やしたりすることなく、長期にわたって食べても悪影響を及ぼす心配はありません。

おすすめの食べ方

おにぎりは日本のファストフードでパワーフード。梅干しを入れると疲労回復力が高まるとともに、唾液が分泌されて消化力も上がります。

豆乳とお米のポタージュ風

消化に優しいお粥は、朝食やお腹が重たいときにぴったり。
豆乳や鶏肉と合わせることで疲労回復効果が高まります。

材料〈2人分〉

米…1/2 カップ
サラダ油…小さじ 1
手羽中…5 本
豆乳…1 カップ
塩、こしょう…各少々

作り方

1. 米は洗って水気をきり、サラダ油を手でなじませる。
2. 鍋に水 4 カップ（分量外）と手羽中を入れて中火にかけ、沸騰したら **1** を加えて中弱火にし、米が柔らかくなるまで 20 分ほど煮て、鶏の骨を抜く。
3. **2** に豆乳を加えてお粥程度のとろみが出るまで弱火で煮る。塩、こしょうで味をととのえ、ミキサーでかくはんする。

ゆるゆる養生メモ

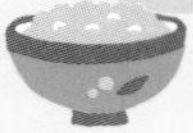

消化にやさしい食事で衛気を養う

花粉症の症状が出る人は、衛気という外敵から身を守るためのバリアが不足していると考えられます。不足する原因の一つが胃腸の弱りです。胃腸を整えるには、消化しやすい食事をとることが大切。加熱した葉野菜や海藻をたっぷり使った、さっぱりした食事を年中心がけるといいですよ。

ふきのとう

温 苦 辛

こんなときにおすすめ

- 内出血やはれがある
- 扁桃腺がはれている
- 咳や痰が出る

春になるととれる山菜は、苦いものが多いですよね。苦みには清熱、燥湿、解毒といった不要物を排出する力があります。ほんのりした苦味がおいしいふきのとうは痰を取って咳を鎮めたり、血をきれいにしてくれる効果があるほか、扁桃腺《へんとうせん》のはれを改善したり、胃腸の働きも整えてくれます。

また、ふきのとうに含まれるポリフェノールには抗アレルギー作用があり、近年は花粉症対策にいいとして注目を集めています。

ふきのとうと油揚げの白あえ

豆腐＆油揚げのWの大豆食品で胃腸整え効果がアップ。
油揚げからいいだしと油分が出て、カロテンを吸収しやすくなります。

材料〈2人分〉

ふきのとう…5～6個（80g）
油揚げ…1/2枚
A めんつゆ（3倍濃縮）…大さじ1～1と1/2
　山椒…少々
豆腐…1/2丁

作り方

1 ふきのとうは下の硬い部分を落とし、塩少々（分量外）を加えた熱湯に入れて厚手のキッチンペーパーをかぶせ、40秒～2分ゆでる。氷水に10分ほど浸し、水気をしぼる。油揚げも同じ湯でゆでて油を抜き、細切りにする。
2 1をボウルに合わせ、Aを加えてあえる。
3 豆腐はキッチンペーパーで包み、レンジ（600W）で3分加熱して水気をきる。2に加えてよく混ぜ合わせる。

おすすめの食べ方

油と相性がいいので炒め物などにするとよい。苦味もやわらぎます。

からし菜

温　辛　苦

種がからしの原料で、からし菜はその葉っぱの部分。肺にたまった痰を取り除いたり、咳やぜんそくをやわらげる効果があるので、花粉症による不調にも効果的。その名の通りピリッとした辛味があり、鼻づまりや食欲がないときにもおすすめ。温性で寒さを散らす働きがあるため、風邪のひきはじめの悪寒にもいいとされています。

なお、種は白芥子《はくがいし》といって痰を除去する力が強く、漢方薬にも用いられます。

こんなときにおすすめ

- 咳や痰が出る
- 鼻がつまっている
- ぜんそくもち

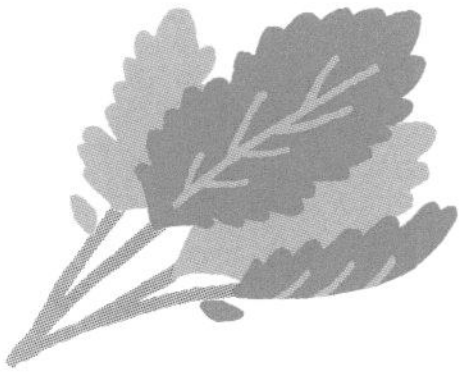

おすすめの食べ方

冷えからくる胃痛には、しょうがと合わせてスープやソテーにするといいですよ。

からし菜の甘酒酢みそ

ほんのり辛みのあるからし菜を、甘酒入りの酢みそであえます。
甘酒は肺、酢は肝に作用し、ぜんそくなど呼吸器系のトラブルに◎。

材料〈2人分〉

からし菜…1/2束
ごま油…大さじ1～2
塩…少々
A
甘酒…大さじ3
酢…小さじ2
みそ…小さじ2～3

作り方

1 からし菜は水に3分ほど浸し、長さを2～3等分に切る。

2 フライパンに**1**のからし菜を入れてごま油を加え、塩をふる。ふたをして強火で蒸し焼きにして取り出し、粗熱が取れたら**A**とあえる。

ゆるゆる養生メモ

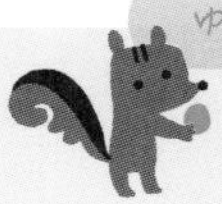

お風呂で体を温めよう

冷えが強い人は筋肉や血管も収縮して、血流が悪くなっています。ですからシャワーで済ませず、季節を問わずしっかりと湯船につかりましょう。足湯もリラックス効果が高く、全身が温まるのでおすすめ。みかんの皮を干したもの（陳皮）を浮かべると、香りもよくリラックス効果がアップ！

わかめ

涼　鹹

こんなときにおすすめ

- むくむ
- 便秘がち
- 抵抗力が落ちている

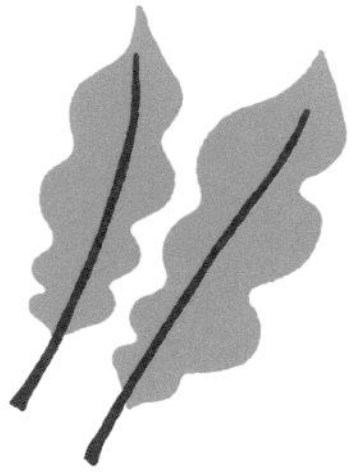

しこりやむくみ、はれなどを緩和する力が強いわかめ。便や尿の排出を促し、体にたまった過剰な熱と水分を外へ出してくれるので、むくみが気になるとき、梅雨どきにも◎。過剰な塩分を排出するとともに、塩分を吸収しづらくする働きもあるため、高血圧の予防・改善にも効果的です。体内の熱を冷まして痰湿《たんしつ》（P41）を取り除くため、普段油っこい食事が多かったり、お酒をたくさん飲む人にも最適です。

薬味わかめのしゃぶしゃぶ

旬の新鮮なわかめはシンプルにしゃぶしゃぶにするとおいしい！
薬味で気を巡らせて体を温め、元気にします。

材料〈2人分〉

生わかめ…好きなだけ

A
水…3カップ
昆布…1枚（4 × 5cm）
酒…少々

B
しょうが（細切り）、
万能ねぎ（小口切り）、
みつば（刻む）、七味唐辛子、
白炒りごま、ポン酢…各適量

作り方

1 生わかめは洗って食べやすく切り、ザルや器に盛る。
2 小鍋に**A**を入れて温め、わかめをしゃぶしゃぶする。**B**をつけていただく。

避けたい食べ方

新鮮なわかめは長時間加熱すると食感やビタミンが失われるので、さっと加熱する程度で。

おすすめの食べ方

涼性で体を冷やしてしまうので、しょうがやねぎなど体を温める食材と一緒に食べてバランスを取るといいですよ。

ぶり

温　甘　酸

こんなときにおすすめ

- 疲れやすい
- むくむ
- 貧血気味

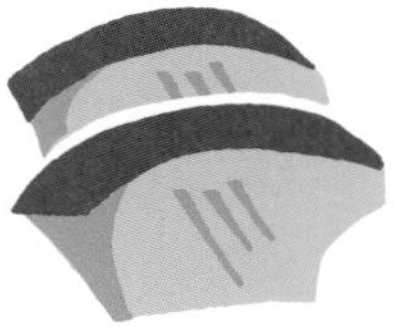

この時期のぶりは脂がのっていて最高においしいですよね。ぶりは滋養強壮作用が強く、エネルギーや潤い、血を補う力をもっています。消化器系の働きをよくして、胃腸の働きを改善。代謝を高め、むくみを解消してくれますよ。

また、貧血防止や疲労回復、眼精疲労の解消にも効果的。良質なコレステロールを含んでいるので、やせすぎに悩む人にもおすすめです。

おすすめの食べ方

ぶりしゃぶなどポン酢や大根おろしと合わせると美肌効果が上がり、さっぱり食べられます。

ぶりのゆうあん焼き

気血を促すぶりは、体力・気力の回復に最適。
ゆずも気を補う効果が高く、いい香りで食欲も高まります。

材料〈2人分〉

ぶり（切り身）…2切れ
A　しょうゆ、みりん
　　…各大さじ1と1/2
　　ゆず（薄い輪切り）…2枚
長ねぎ…1/3本

作り方

1　ぶりは塩少々（分量外）を全体にふって15分ほどおく。水気をふいてポリ袋に入れてAを加え、30分ほどおく。長ねぎは3cm長さに切る。
2　熱した魚焼きグリルに水気をふいたぶりと長ねぎを入れ、弱めの火加減で8～10分焼く。
3　2を器に盛り、ゆずの皮（分量外）を散らす。

ゆるゆる養生メモ

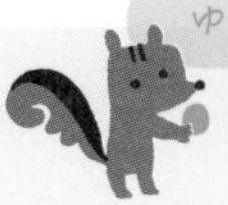

熱タイプの花粉症は過剰な熱を冷まして

花粉症で目や肌のかゆみ、喉がイガイガするなどの症状が出る人はいわゆる熱タイプの花粉症。この場合は、過剰な熱を冷ます食材を日々取り入れるといいでしょう。きゅうりやトマト、なすといった夏野菜はまだ旬ではありませんがやはり熱を取り除く作用が抜群。油っこいものや、しょうがや唐辛子といった体を温める温性や熱性の食材は控えましょう。

せり

涼　甘

こんなときにおすすめ

- イライラする
- 熱っぽい
- にきびや肌荒れがある

　七草粥にも使われるせり。体の余分な熱を冷まし、水分代謝を促すため、風邪やインフルエンザの発熱時にもおすすめ。イライラやほてりの改善にも役立ちます。血液をきれいにする働きもあり、肌荒れやにきびを改善し、肌の赤みを減らします。また、独特の香り成分は気を巡らせる働きがあり、お腹が張る、ガスがたまるといった気が滞《とどこお》った症状にも効果的です。香りが飛ばないよう、加熱時間はごく短めに。

おすすめの食べ方

市販のものはそんなにアクが強くありませんが、山でとってきた場合はしっかりアクを抜いてから使ってください。

せりとほたるいかの黄身酢がけ

せりとほたるいかは貧血などにいい食材。黄身酢と合わせてストレスもやわらげます。

材料〈2人分〉

せり…1/2 束
ほたるいか（ボイル）…70g
A　みりん…大さじ 2
　　酢…大さじ 1
　　しょうゆ、砂糖…各小さじ 1
　　卵黄…1 個分

作り方

1　せりは熱湯でゆでて冷水にとり、水気をしぼって 4cm 長さに切る。ほたるいかは目を除く。よく混ぜた A を湯せんにかけ、とろみを出す。
2　器に 1 のせりとほたるいかを盛り、1 の A をかける。

ゆるゆる養生メモ

香り豊かなせりのご飯レシピ

　せりと牛肉を合わせたエナジーご飯もおすすめ。米 2 合は 30 分浸水させ、昆布を加えて炊飯します。牛肉 200g は牛脂で炒め、酒・しょうゆ・みりん各大さじ 2、砂糖小さじ 1 をからめます。炊き上がったご飯に刻んだせりと牛肉、すだちのしぼり汁と塩、白炒りごまを各適量加えてさっくり混ぜれば完成！　好みでさらにすだちをしぼっていただきましょう。

金柑

温　酸　甘　辛

こんなときにおすすめ

- 咳が出る
- 食欲がない
- 落ち込みやすい

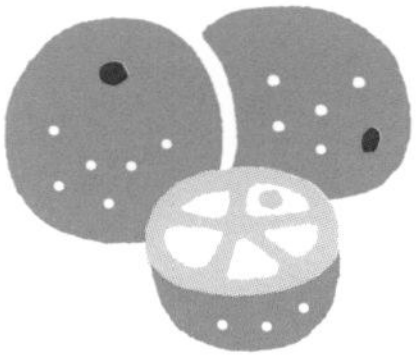

古くから風邪の民間薬として知られる金柑。種や葉も漢方薬として用いられるほど薬効が高い果物です。咳や痰を鎮め、ため息を減らし、気分をやわらげます。

特に皮の部分に豊富なビタミンCを含有。柑橘ならではのフレッシュな香りはアロマ効果もあり、イライラやストレスをやわらげたり、消化を促すといった作用もあります。二日酔いや、脾の働きが落ちて胃腸の調子が悪いときにもいいですよ。

おすすめの食べ方

はちみつにつけてコンポートに。そのまま食べても、お湯で割って飲んでも。

金柑のキャロットラペ

キャロットラペに金柑を加えて、見た目も香りもいっそう華やかに。
咳止めや貧血予防のほか、沈んだ気持ちを上げる効果も！

材料〈2人分〉

金柑…4～5個
にんじん…小1本
クコの実（あれば）…10個
レモン（しぼる）…1個
オリーブオイル…小さじ2～3
こしょう…少々

作り方

1 金柑は竹串などでヘタを取り、よく洗って2～3mmの薄切りにする。にんじんは細切りにする。クコの実は1/2量のレモン果汁につけておく。
2 ボウルに**1**を入れ、塩2つまみ（分量外）を加えてもむ。オリーブオイル、こしょうをふって全体をあえる。器に盛り、残りのレモンをかける。

ゆるゆる養生メモ

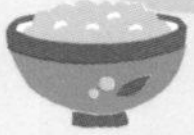

クコの実は目のトラブルに効果大！

杏仁豆腐の上にのっている赤い実でおなじみのクコの実。クコの実には肝を養う力があります。肝は目を司っていて、目の栄養となる血が蓄えられている場所。目を酷使すると血を消耗し、肝が弱ります。そうすると、特に今の時期は花粉症で目のかゆみやドライアイといった不調が起こります。目を養うには、毎日ひとつかみほどたっぷり食べるといいですよ。

カシューナッツ

平　甘

おすすめの食べ方

好みのスパイス（カレー粉やナツメグ、クローブなど）とメープルをからめて炒めるとおやつやつまみに◎。

こんなときにおすすめ

- 老化が気になる
- 元気がない
- ソワソワする

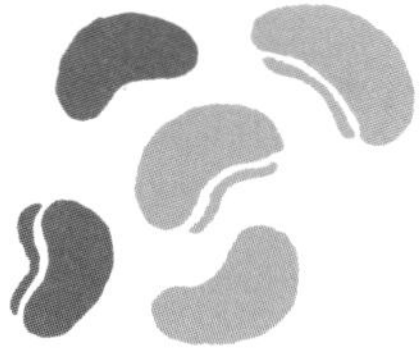

ナッツの中でも甘みがあって食べやすいカシューナッツは、炒め物にも使われたりと汎用性《はんようせい》の高い食材。ナッツの中では比較的脂質が低く、鉄分や亜鉛といったミネラルや、体内のコレステロールを減らすオレイン酸を豊富に含んでいます。

中医学的に見ると脾と腎を養い、疲労回復やアンチエイジングに一役買ってくれます。一日に、手のひらにのるくらいの量を食べるといいといわれています。

鯛茶の濃厚だれ

鯛＋カシューナッツで脾を補い、体を元気に！
練りごまも加わって滋養強壮力がますますアップします。

材料〈2人分〉

鯛の刺身…10切れ

A
- カシューナッツ…5個
- めんつゆ（3倍濃縮）…大さじ2～3
- 練りごま（なければすりごま）…大さじ1

温かいご飯…茶碗2杯分
わさび（あれば）、緑茶…各適量

作り方

1. カシューナッツを刻んでAの材料をすり混ぜて濃厚だれを作り、刺身とあえる。
2. ご飯を器に盛り、1を半量ずつのせる。あればわさびを添え、緑茶を注いでいただく。

ゆるゆる養生メモ

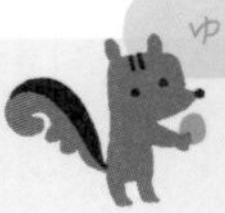

気の遣いすぎには要注意

人に気を遣う人は、文字通り「気を使う」＝消耗しやすい人。他人に合わせてばかりいると、自分の本音がわからなくなったり、うまくいかないと人のせいにしがちに。無理をせず、ときには自己主張することも大切ですよ。

MARCH

3月の
暮らしと食養生

仕事もプライベートも忙しくなりがちなこの時期。
根をつめすぎず、適度に休息してゆっくりと進みましょう。
山菜のもつ苦味や柑橘の香りが
この時期の不調をやわらげます。

3月

MARCH

適度に休息をとって エネルギーを巡らせよう

寝る前のスマホは× 早めに眠って肝をいたわる

厳しい寒さも徐々にやわらぎ、少しずつ春の訪れを実感する季節がやってきました。気持ちは春めく一方で、日本では3月は年度末にあたるため仕事が忙しくなったり、卒業式や歓送迎会、転勤、異動といった環境の変化も起こりやすく、ストレスフルな状態に陥りやすいときでもあります。日常生活で上手にリフレッシュしながら、ストレスは積み重なる前に手放していきましょう。

中医学では、エネルギーは主に飲食物と呼吸から作られると考えます。春は空気が気持ちいい季節ですから、「疲れたな」と感じたらふらりと外に出て、のんびり散歩するのもおすすめ。太陽の光や風を感じながら、立ち止まってゆっくり深呼吸してみましょう。それだけでも緊張がゆるみ、リラックスとリフレッシュに効果的ですよ。

ゆるゆると歩くことは、春に疲れやすい肝《かん》も癒してくれます。とはいえ散歩の時間をとったり、ゆっくり休むことが難しいときもあるでしょう。そんなときは、寝る前のスマホをやめるだけでも効果大。春は肝が働く季節。肝は目を司《つかさど》っており、目を休めることは結果的に肝の養生につながります。深夜まで目を酷使していると目が血を消耗し、本来目が休まるはずの時間に休息できません。特に春は、目を休めて肝の養生を心がけるといいでしょう。

体質別今月のおすすめ食材

気虚タイプ
わけぎ→P96
大麦→P98

血虚タイプ
明日葉→P97

陰虚タイプ
レタス→P90
はまぐり→P98
大麦→P98

気滞タイプ
レタス→P90
文旦→P96
グレープフルーツ→P100

瘀血タイプ
菜の花→P92
クレソン→P94
明日葉→P97
はまぐり→P98
グレープフルーツ→P100

今月起こりやすい不調

不調① 情緒不安定

春は肝が一生懸命働く季節で、肝が疲れやすくなるのと同時に、肝と母子の関係にある心《しん》もその影響を受けて弱りやすくなります。心が弱ると情緒不安定になったり、体に熱がこもって寝つきが悪くなったりといった症状が現れます。心にいい食材は、この時期に多く出回る山菜の苦味。適度な苦味はこもった熱を冷まし、心を落ち着きやすくしてくれます。今まであまり手を伸ばしたことがない人も、ぜひこの機会に挑戦してみてくださいね。

また、春は文旦《ぶんたん》や甘夏など柑橘類が多く出回る時期でもあります。柑橘類がもつさわやかな香りは気の巡りをよくし、リフレッシュ効果が抜群。柑橘類を食べるときは、その香りを楽しみながらいただきましょう。

不調② エネルギー不足

春はエネルギーを外に向け、軽やかに動きたいとき。ただ、柑橘類がもつ酸味には収れんといって引き締める作用があり、食べすぎるとエネルギーを内向きにすることも……。ですから、食べすぎには気をつけましょう。

元気が出ないと感じたときは、米やいもなど自然な甘味を備えた食材がおすすめ。優しい甘さが疲れた心と体を癒し、エネルギーをつけてくれます。意識としてはエネルギー補給力が高い甘いものを多めに、すっぱいものはほどほどに、でバランスが取れますよ。

痰湿タイプ

菜の花→P92
ふき→P93
はまぐり→P98
セロリ→P99
大麦→P98

今月積極的にとりたい食材

レタス

涼　苦　甘

こんなときにおすすめ

- むくむ
- イライラする
- 熱っぽい

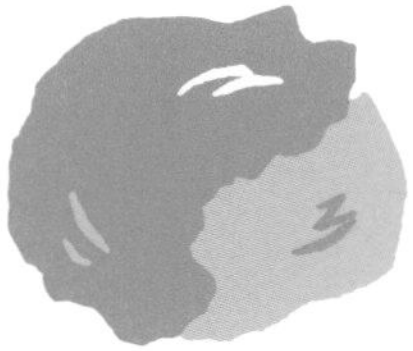

過剰な熱を排出し気持ちを安定させる

みずみずしいおいしさのレタスは、水分たっぷりの野菜。そのみずみずしさは体の過剰な熱を冷ます働きを促します。中医学的に見るとレタスは血を補う力が強く、春にダメージを受けやすい肝を養う食材です。筋《すじ》が張りやすい、むくむといった不調の解消にもうってつけ。

また、レタスの苦味にはイライラや興奮を鎮め、気持ちを落ち着かせる効果があります。甘味は脾《ひ》を補い、気分を穏やかに整えてくれるので、多忙や環境の変化でストレスフルなときにも積極的に食べるといいでしょう。

レタスはもちろん生で食べられますが、中医学的には体を冷やしてしまうので、食感を残しつつさっと湯がく、炒めるなど加熱調理するのがおすすめ。かさが減り、一度にたくさん食べられるので一石二鳥です。

おすすめの食べ方

生で食べるのが一般的ですが、冷え性の人は炒めたり、スープにしたりと食感が残る程度に加熱して食べましょう。

レタスのおすすめレシピ

レタスとレバーの旨味だれ

ビタミンAたっぷりのレバー。レタスとWの効果で血を補います。

材料〈2人分〉

レタス…1/2個
鶏レバー…200g
A｜酒…大さじ2
　片栗粉…大さじ1
　塩…2つまみ
ごま油、塩…各少々
B｜ごま油、酢、めんつゆ（3倍濃縮）
　…各大さじ1
　にんにくのすりおろし
　…小さじ1/2
　塩、こしょう…各少々
白炒りごま…適量

作り方

1 レバーは筋や白い部分を取り、食べやすい大きさに切ってボウルに入れ、**A**をもみ込む。水でよく洗ってザルにとる。レタスはちぎる。

2 鍋に湯を沸かし、ごま油と塩を入れて中火にかけ、レタスをさっとゆでてザルに上げる。同じ鍋に**1**のレバーを入れて弱火にし、ふたをして5～6分ゆでる。

3 ボウルに**B**を入れて混ぜ、**2**を加えてあえ、器に盛ってごまをふる。

レタスの梅干しチャーハン

疲労回復効果の高い梅干しと合わせてストレスを癒す効果がアップ！

材料〈2人分〉

レタス…1/2個
ごま油…大さじ1
溶き卵…2個分
ご飯…茶碗2杯分
梅干し…2個
A｜顆粒鶏ガラスープの素
　…小さじ2
　塩、こしょう…各少々

作り方

1 フライパンを中火にかけてごま油をなじませ、溶き卵を流し入れる。ご飯、たたいた梅干しを順に入れ、全体を炒め合わせる。ちぎったレタスを加える。

2 **A**をふって味をととのえる。

ゆるゆる養生メモ

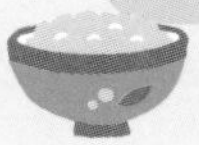

春は苦味を楽しもう

春はエネルギーが外に向く季節ですが、過剰になるとソワソワしたり、のぼせが起こることも。それを鎮めてくれるのが山菜のように苦味をもった食材。苦味は体内の不要物を排出し、きれいにする効果も。ただ、やる気が低下しているときはすでにエネルギーが内向きなので過剰にとるのは控えて。

菜の花

温　辛

こんなときにおすすめ

- 便秘がち
- 肩こり
- 吹き出物がある

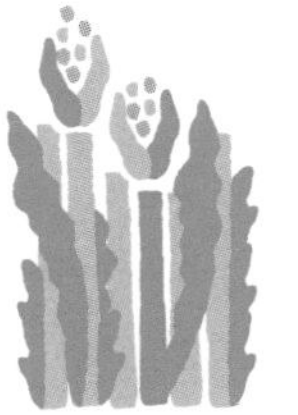

緑（青）色の食材は肝の働きを整える力がありますが、菜の花もその一つ。栄養価が高く、ビタミンやミネラルも豊富で、抵抗力を高めてくれます。風邪や生活習慣病の予防にもいいですね。

炎症を鎮め、老廃物の排出を促す作用があり、便秘解消や吹き出物、肌荒れの改善にも有効です。

温性で体を温める作用があるため、血行不良から起こっている肩や首のこりもやわらげてくれるでしょう。

おすすめの食べ方

ビタミンのエースが揃う菜の花。栄養を逃さないよう、下ゆで不要のスープなどで。

避けたい食べ方

レバーは菜の花に含まれる豊富なビタミンを壊してしまうため、レバーと一緒に食べるのは×。

菜の花とあさりの一瞬スープ

春の食材を合わせた、あっさり味の即席スープ。
抵抗力を高め、気血のめぐりを促します。瘀血や風邪の予防にも◎。

材料〈2人分〉

菜の花…1束
あさり…150g
A　オリーブオイル…大さじ1
　　塩…少々
酒…大さじ3

作り方

1. 菜の花は5分ほど水にさらし、長さを2～3等分に切る。あさりは砂抜きする。
2. フライパンに1の菜の花とあさりを分けて並べ、菜の花にAをふりかける。酒を加えてふたをし、強火で2～3分蒸し煮にする。

ゆるゆる養生メモ

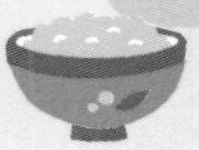

クイックレモン塩の作り方

さわやかな香りと酸味のレモンは、食事の風味づけに大活躍！ 特に春～初夏にぴったりですね。薄切りにしたレモン1/2個をポリ袋に入れ、塩小さじ1と1/2をもみ込んだ「レモン塩」は、塩の代わりに調理に使えて便利。皮ごと食べられるので栄養価が上がり、見た目も華やかになります。P93で紹介するパスタも、塩とレモン果汁の代わりにレモン塩を使えます。

ふき

涼　苦　辛

こんなときにおすすめ

- 咳が出る
- 便秘がち
- 肩こり

春はエネルギーが外向きになると同時に、ため込んでいたものをどんどん解放していきたい季節です。

山菜は老廃物を流し、排出するのを助けてくれます。咳や痰を鎮める、瘀血《おけつ》（P36）を解消するなどはそのわかりやすい例ですね。便通も促してくれます。

少しだけ下処理は必要ですが、塩をまぶして板ずりし、ゆでて皮をむくだけです。香りも楽しみながらトライしてみて。

春の気巡りパスタ

ふきと同じく香りがいい食材をたっぷり使って気の巡りを促します。

材料〈2人分〉

ふき…2～3本
パセリ…適量
アンチョビ…2～3枚
スパゲティ…160g
オリーブオイル…大さじ2
にんにく（薄切り）…1かけ
A｜レモン（しぼる）…1/2個
　｜塩…少々

※Aはレモン塩（P92）2枚でもOK。

作り方

1. ふきは皮をむいて塩（分量外）をまぶして板ずりし、ゆでる。しんなりしたら冷水に浸し、刻む。パセリ、アンチョビは刻む。スパゲティは袋の表示時間より1分短くゆで、水気をきる。ゆで汁50ccはとっておく。
2. フライパンにオリーブオイルを中火で熱し、にんにく、アンチョビを炒める。ふきを加えてなじませ、**1**のゆで汁、**A**を加えてソースを作る。
3. スパゲティに**2**をからめ、器に盛る。刻んだパセリを散らす。

おすすめの食べ方

皮をむいて塩をまぶし、板ずりした後にお浸しにすると、美しい翡翠色をした香りのよい一品に。

クレソン

微寒　甘

こんなときにおすすめ

- イライラする
- 熱っぽい
- 喉のつまりがある

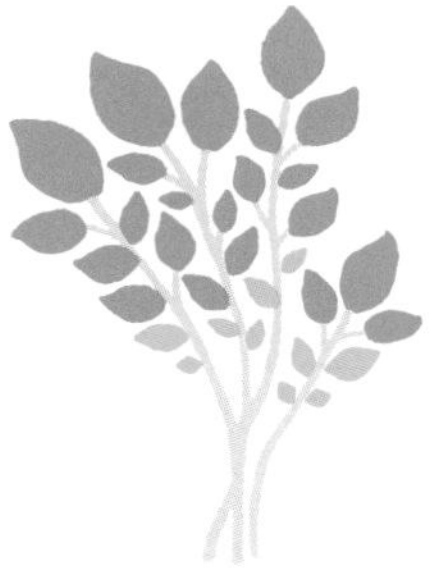

辛味成分で老廃物の排出をサポート

香りがよく、最近はスーパーでもよく見かけるようになったハーブ野菜。β-カロテンやカルシウム、カリウム、食物繊維を豊富に含んでいます。

中医学の視点で見ると、クレソンには体の中の湿気や熱を取り除く効果があります。熱っぽいときや、熱が原因となる粘り気がある鼻水が出るとき、目のかゆみや充血といった不調にもおすすめ。頭にのぼった熱はイライラやのぼせを引き起こすため、そうした症状を改善する効果も期待できます。

また、別名をオランダガラシといい、その名の通り独特な辛い味もポイント。この辛味成分には脂肪の消化を助ける働きがあるとされ、肉料理の付け合わせにもよく使われます。解毒作用が強く、春に消耗しやすい肝の働きを助けてくれるので、ぜひこの時期はたくさん食べてくださいね。

おすすめの食べ方

クレソンに含まれるビタミンＣは鶏のコラーゲンと相性がよく、美肌効果がアップ。旨みを引き立てるとともに、肉の臭みを取る効果も。

クレソンのおすすめレシピ

クレソンと鶏団子のレモン鍋

クレソン×レモンで食欲不振やストレスをやわらげます。
胃腸を養う鶏肉は疲労回復効果も高いですよ。

材料〈2人分〉

クレソン…1束
長ねぎ…10cm
鶏ひき肉…150 g
A | 塩…小さじ1
　| レモン…薄切り2～3枚
塩、こしょう…各少々
B | 片栗粉…小さじ2
　| ごま油…小さじ1
C | 水…500cc
　| 酒…大さじ2
　| 昆布…1枚（4×4cm）

作り方

1 長ねぎは粗みじん切りにする。ポリ袋に**A**を入れてもむ。
2 ボウルにひき肉、塩、こしょうを入れ、粘り気が出るまで混ぜる。**B**、**1**の長ねぎを加えてさらに混ぜ、ピンポン玉大に丸める。
3 土鍋などに**C**を入れて沸騰させ、**2**の鶏団子と**1**のレモンを入れる。団子が浮いてきたらクレソンを加え、サッと火を通す。

クレソンとひじきのじゃこサラダ

クレソン、ひじきともに鉄分が豊富。じゃこのカルシウムで骨も元気に。
オリーブオイルがクレソンのカロテンの吸収をサポート！

材料〈2人分〉

クレソン…1束
乾燥芽ひじき…10g
じゃこ…大さじ4
オリーブオイル…大さじ1
A | ごま油…大さじ1
　| しょうゆ…小さじ1
B | オリーブオイル…大さじ1
　| しょうゆ、酢…各小さじ2

作り方

1 ひじきは水で戻し、ザルに上げて水気を切る。クレソンは水に放して5分ほどおく。
2 フライパンを中火で熱し、じゃこ、オリーブオイルを入れて炒める。カリカリになったら**A**を加えて混ぜ合わせ、ボウルに移す。
3 **2**のボウルに**B**、**1**のひじき、ちぎったクレソンを入れ、全体をあえる。

おすすめの食べ方

旬のわけぎは柔らかいので、卵焼きに入れたり、薬味として気軽にたっぷり使いましょう。

わけぎ（あさつき）

温　辛

こんなときにおすすめ

- 胃腸の調子が悪い
- 冷え性だ
- 元気がない

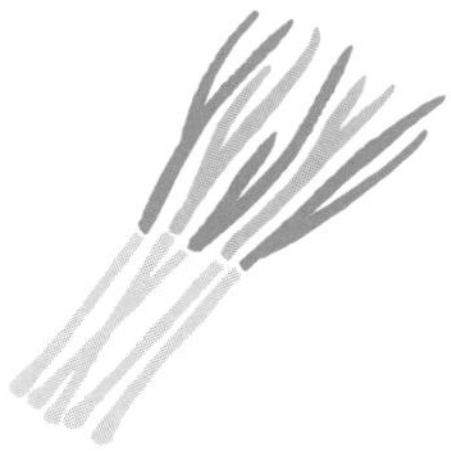

見た目は万能ねぎとよく似ていますが、根元がねぎよりも丸く、味わいも辛味が少なくマイルド。ぬたと合わせたあえ物として調理されることが多いです。体を温め、胃腸の働きを助けてくれるので、お腹の調子がよくないときにもおすすめ。

栄養面ではビタミン類が豊富で、風邪の予防にも効果的。旬が短いので、今の時期にスーパーで見つけたらぜひ試してみてくださいね。

わけぎと春いちごの酢みそがけ

いちごはわけぎと同じく脾胃を整えてくれる食材。
体にこもった熱を排出し、美肌作りをサポートします。

材料〈2人分〉

わけぎ…1束
いちご…4～5個
A　しょうゆ…少々
白みそ（なければみそ）…大さじ2
酢、砂糖…各大さじ1

作り方

1 わけぎは熱湯で茎の部分からゆでて、冷水にとり水気をしぼる。しょうゆ小さじ2（分量外）をまぶしてさらにしっかり水気をしぼり、食べやすく切る。

2 いちご、**A** はポリ袋に入れ、よくもむ。

3 **1** を器に盛り、**2** を添える。

ゆるゆる養生メモ

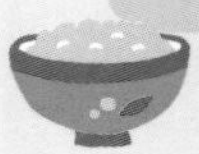

文旦は気滞の解消におすすめ

柑橘ならではのさわやかな香りは、気持ちをリフレッシュする効果が抜群！　気がふさぐ、お腹が張るといった気滞（P32）の症状が出ている人におすすめです。消化器官に停滞している老廃物を取り除き、消化不良を改善します。寒性で、春先に体にこもりがちな熱を取り去る作用もあります。

明日葉

寒　鹹　微苦

こんなときにおすすめ

- 喉のはれ
- 肩こり
- 頭痛

今日摘んでも明日には生えてくるといわれるほど生命力が強く、さまざまな薬効を備えています。春に弱りやすい肝を養い、痰を取り除いたり、喉のはれを収める働きもあります。

抗酸化作用のあるβ-カロテンやビタミンCを含み、老化防止にも効果的。また、血栓の予防や抗アレルギー作用があるとされるポリフェノールも。特に茎に多く含まれているので、茎ごといただきましょう。

明日葉の中華春雨

明日葉ににんじん＆あさりを合わせて血流をスムーズに！
あさりのエキスたっぷりの缶汁で、旨みとコクがアップします。

材料〈2人分〉

明日葉…1袋
緑豆春雨…20g
にんじん…1/5本
A　白炒りごま、ごま油、酢…各小さじ2
　しょうゆ…小さじ1
　あさりの缶汁、唐辛子（小口切り）…各少々
あさり缶…1缶（130g）

作り方

1 春雨はたっぷりの湯で袋の表示通りにゆでる。にんじんは細切りにして、鍋に湯を沸かして2～3分ゆで、冷水にさらしてザルに上げる。同じ湯で明日葉も硬い茎の部分からゆで、しんなりしたら冷水にさらし、水気をしぼって食べやすく刻む。
2 ボウルに1、A、あさりを入れてあえる。

おすすめの食べ方

カロテンは油と調理すると吸収率がアップ。同じく肝を養うにんじんやあさりと合わせても。

はまぐり

寒　甘　鹹

こんなときにおすすめ

- むくむ
- 体臭や口臭がある
- 乾燥気味だ

縁起物としてお祝いの席でもよく食べられるはまぐり。老廃物の代謝を促し、むくみや瘀血《おけつ》（P36）の解消にも一役買ってくれます。また、油っこいものや味の濃いものを好んで食べる人は体内に熱や湿気がたまりやすく、それが体臭や口臭といった臭いの原因になることも。はまぐりは熱を鎮めて痰湿《たんしつ》（P41）を取り除いてくれるので、体臭を抑える効果もあります。潤いを補ってくれるので、乾燥防止にもおすすめですよ。

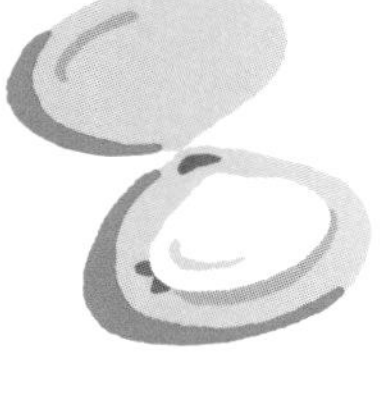

避けたい食べ方

消化しづらいので、胃腸の働きが落ちているときは食べすぎないようにしましょう。

おすすめの食べ方

しょうがと組み合わせると解毒効果が働き、胃の不調や吐き気の改善に有効です。

はまぐりの酒蒸しベトナム風

南国フルーツのパイナップルと合わせて過剰な熱を鎮める効果がアップ。

材料〈2人分〉

はまぐり…6個
万能ねぎ…3～4本
生パイナップルスライス…1枚
A　酒…大さじ3
　　バター…小さじ2
　　しょうゆ…少々

作り方

1　万能ねぎは斜め薄切りにする。
2　鍋にはまぐり、パイナップルスライス、**1**、**A**を入れてふたをし、中火にかける。貝の口が開いたら、汁ごと器に盛る。

ゆるゆる養生メモ

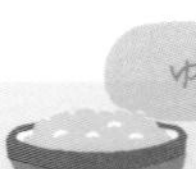

大麦は整腸効果抜群！　白米に混ぜて食べて

　豊富な食物繊維を含み、お腹の調子を整えてくれる大麦。腸内をきれいにし、余分な脂肪の吸収を抑える働きもあるので、ダイエット中の人にもぴったり！　涼性で体にこもった過剰な熱を冷ましてくれるので、イライラや過剰な食欲が気になる人にもおすすめです。白米に1：1の割合で混ぜて炊飯すると、日常生活の中で手軽に摂取できますよ。

セロリ

涼　甘　苦

こんなときにおすすめ

- めまい
- のぼせやすい
- 不眠

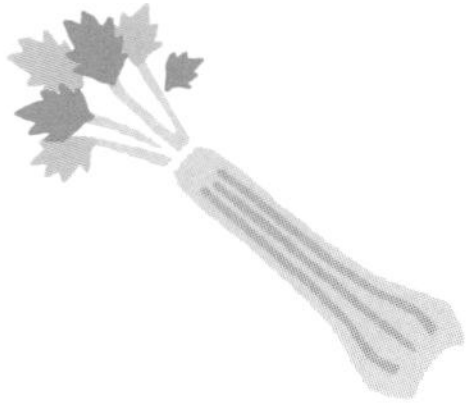

セロリは過剰な熱を排出し、興奮を鎮める力があります。のぼせやすい人やイライラしがちな人は、冷たい飲み物で冷やすのではなく、こうした食材をとるのがおすすめ。イライラや熱がこもって起こる頭痛にも効果的です。

また、強い香りには停滞した気を巡らせる力があり、不眠で悩んでいるときにもおすすめ。気持ちが鬱々としがちなときは、ぜひ香りも楽しみながらゆっくりと味わっていただきましょう。

おすすめの食べ方

葉は細かく刻み、ピクルスに入れると味も香りも風味よく。肉と一緒に煮てもいいですよ。

セロリとアンチョビレモンのサラダ

体と頭をスッキリさせてくれる、香り豊かなセロリのサラダ。
アンチョビ効果で気力を回復し、パワーアップ！

材料〈2人分〉

セロリ…1本
アンチョビ（あればケイパー入り）…2～3枚
レモン果汁…1個分
粗びき黒こしょう…少々

作り方

1 セロリは筋を取り、5mm程度の薄切りにして氷水にさらす。葉は刻む。アンチョビは粗く刻む。
2 セロリをザルに上げて水気をきってから器に盛り、アンチョビを散らす。レモン果汁をしぼり、粗びき黒こしょうをふる。

セロリの緑茶スープ

セロリ＆緑茶でのぼせ解消、熱を冷ます効果がアップ。
緑茶の効果で頭もよりスッキリします。

材料〈2人分〉

セロリ…1/2本
緑茶のティーバッグ…1個
昆布のだし汁…350cc
しょうゆ…少々

作り方

1 セロリは筋を取り、薄切りにする。
2 鍋にティーバッグとだし汁としょうゆを入れて温め、**1**を加えてさっと煮る。

グレープフルーツ

寒　甘　酸　苦

おすすめの食べ方

食欲抑制効果があるため、ダイエットしたい人は食前に食べるとGood。

こんなときにおすすめ

- 胃腸の調子が悪い
- 落ち込みやすい
- イライラする

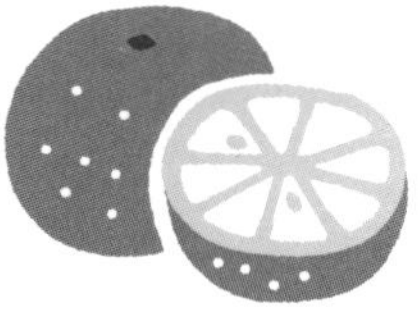

グレープフルーツのさわやかな香りはイライラを鎮め、滞《とどこお》った気の流れを促す作用があります。春は肝がよく働く季節で、酸味にはその肝を癒す効果も。胃を元気にし、さらにお酒の毒を排出する力もあるので、食欲増進や二日酔いの予防にも効果大。

生のものをしぼってジュースにしてもいいですが、寒性で体を冷やす力が強いので、冷蔵庫で冷やさずに常温で摂取するのがおすすめですよ。

グレープフルーツといかのカルパッチョ

グレープフルーツ＋いかで揺れやすいメンタルをケアします。肝機能もアップ！

材料〈2人分〉

グレープフルーツ…小1個
やりいか（刺身）…1杯（130g）
タイム、パセリ…各適量
A　グレープフルーツの果汁、
　　オリーブオイル
　　…小さじ2〜3
　　塩、こしょう…各少々

作り方

1 グレープフルーツはボウルなどの上で皮をむいて小房から出す（このとき出た汁をAに使う）。タイム、パセリは刻んでAと混ぜ、ドレッシングを作る。いかはラップをかけてたたき、薄く伸ばす。

2 器に軽くオリーブオイル（分量外）をふって切ったいかとグレープフルーツを並べ、軽く塩（分量外）をふり、1のドレッシングをかける。

ゆるゆる養生メモ

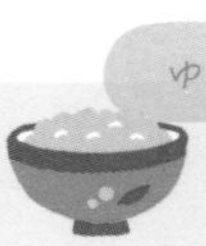

皮で作る気巡りおやつ

グレープフルーツの皮で作る「シトラスピール」。皮を1cm程度に切ってたっぷりの湯でゆで、ザルに上げて湯を捨てます。それから砂糖と水で透き通るまで煮てバットなどに皮を広げ、グラニュー糖をまぶします。さわやかな香りに、ほどよい甘さが効いた、春にぴったりの手作りおやつです。

APRIL

4月の
暮らしと食養生

暖かくなると同時に、のぼせなども起こりやすいとき。
メンタルストレスも早めのケアが大切です。
キャベツやたけのこなど胃腸を整える食材を
積極的に食べましょう。

4月

APRIL

ゆるゆると、頑張りすぎず。寒暖差と上手につき合って

心身のストレスを胃腸からケア

4月＝新生活が始まる季節。桜も咲いて、春めく景色に心が浮き立つ一方で、3月から引き続き環境や暮らしの変化が起こりやすく、心身のバランスを崩しやすいときでもあります。たとえそれが転職や結婚といった前向きな変化であっても、変化すること自体が脳にとってはストレス。慣れ親しんだルーティンから外れることは、それだけで心身の負担になるので、やる気が出ないときも自分をただ鼓舞するのでなく、「大変な状況でよく頑張っているね」といたわりの気持ちをもつことがとても大切です。

また、冬の間、忙しく働いていたり、無理が続いていた人も要注意。ため込んだ疲れが春になってどっと出てくることがあります。本来、冬はあくせくせず、のんびり休むとき。それによって力が蓄えられ、春にスムーズに開花できるというわけです。次の冬を迎えるときは、ぜひそれを心に留めておいてください。

精神的なストレスは食欲不振や消化不良といった胃腸のトラブルにつながります。胃腸を整えてくれるのは、今が旬のキャベツやたけのこ、ラディッシュ、あさりなど。特にキャベツは値段も安く、手に入れやすい食材ですし、料理をする元気もなければサッと湯通しするだけでもOKです。ぜひ、日々の食養生に役立ててくださいね。

体質別 今月のおすすめ食材

気虚タイプ
キャベツ→P104

血虚タイプ
あさり→P110

陰虚タイプ
いちご→P106
あさり→P110
あおさ→P111

気滞タイプ
キャベツ→P104
たけのこ→P107
山椒→P113
ミント→P113

瘀血タイプ
キャベツ→P104
玉ねぎ→P108
ミント→P113

痰湿タイプ
たけのこ→P107
ラディッシュ→P109
わらび→P109
あおさ→P111
もずく→P112

今月起こりやすい不調

不調① のぼせ、ほてり

4月に入ると気温も上がり、ときおり夏日になる日も出てきます。そうすると、体に熱がこもり、のぼせやほてりといった症状が出る人も。この時期におすすめなのは、いちごやミントといった体の熱を冷ます性質をもつ食材。いちごはクリスマスケーキのイメージから冬の果物という印象がありますが、本来は春の食べ物です。過剰な熱を取り去るため、実は冬にたくさん食べるのはおすすめできません。まさに今の時期、体に必要なフルーツなのですね。

不調② 春の風邪

暑くなると、靴下を脱いだり、半袖になったりしたくなりますよね。でも、衣服は衛気《えき》（P73）という体を守るバリア機能の代わりを果たしてくれるものでもあります。春はまだまだ寒暖差が大きく、日中は暑く感じても、夕方になると肌寒かったりします。暑さで毛穴が緩んでいると、寒くなっても急に閉じることができず、外敵から身を守ることができません。すると「邪気」が入り込み、風邪をひいてしまうのです。

その膜＝衛気の代わりになるのが衣服です。暑ければ日中は半袖でもいいですが、薄手の羽織り物を持ち歩くようにして、「肌寒いな」と感じたときにいつでも羽織れるようにしておきましょう。また、体が冷えたと思ったら、しょうがなど温め効果のある食材をとりましょう。

今月積極的にとりたい食材

キャベツ

平　甘

こんなときにおすすめ

- 胃腸の調子が悪い
- むくむ
- 疲れやすい

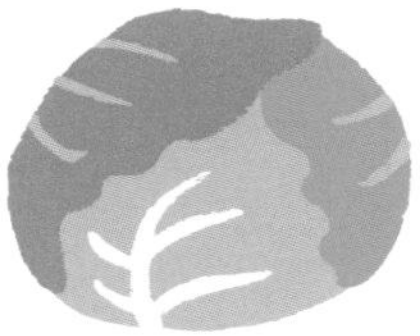

薬にも使われるほど胃腸への健康効果が高い

胃腸薬の名前にも使われている通り、ビタミンUが胃酸の分泌を抑えて胃の粘膜の新陳代謝を促進。胃腸の働きを整えて消化を促す働きをもっています。胃もたれや胃痛の改善にも◎。

中医学の視点から見てもキャベツは胃の働きを促し、痛みを抑えるとともに、五臓すべてを健やかにする働きをします。食欲を高め、全身の気を高めてくれるので、疲れやすい人や虚弱体質の人には特におすすめの食材です。余分な水分を排出してむくみを改善したり、足腰を丈夫にする効果もあります。

春は新生活のストレスや自律神経の乱れから、お腹の調子が悪いという相談が増えるものですが、特にこの時期に出回る春キャベツは柔らかくて食べやすいので、煮たり、蒸したりと、ぜひたくさん食べてください。

避けたい食べ方

水溶性ビタミンの流出を防ぐため、水にさらす際は短時間に留めましょう。

おすすめの食べ方

キャベツは発酵させるとさらにGood。乳酸キャベツ（P114）など、便通改善にもバッチリ。

キャベツのおすすめレシピ

キャベツのミモザサラダ

春らしい色合いに心ときめくサラダ。ストレスを癒す卵、
胃粘膜を保護するキャベツで内側から体をケアします。

材料〈2人分〉

キャベツ…中 1/3 個
卵…2 個
A | 塩、こしょう…各少々
B | 酢、オリーブオイル…各大さじ 1
粒マスタード…小さじ 1

作り方

1 半熟のゆで卵を作り、粗みじん切りにする。キャベツはざく切りにする。
2 ボウルに **1** のキャベツを入れ、**A** をふってもむ。合わせた **B** を加えてよく混ぜる。
3 器に盛り、**1** のゆで卵を散らす。

キャベツのゴールデンスープ

キャベツ＆クローブで胃腸の働きを活性化！
にんにくとターメリックは滋養強壮力が高く、ひと口食べれば力がみなぎるはず。

材料〈2人分〉

キャベツ…中 1/2 個
にんじん…1/3 本
にんにく…1 かけ
水…3 カップ
A | 顆粒鶏ガラスープの素…大さじ 1
クローブ（あれば）…1 本
ターメリック（なければカレー粉でも）…小さじ 1
塩、こしょう…各少々

作り方

1 キャベツは縦 4 等分のくし型切りにし、芯の部分は薄切りにする。にんじんは薄い半月切りにする。にんにくはたたいてつぶす。
2 鍋に **1**、水、**A** を入れ、中弱火で 20 分ほど煮る。

蒸しキャベツとたらこのホッとサラダ

たらこと合わせて、精神安定作用を高めます。

材料〈2人分〉

キャベツ…3 枚
たらこ…1/2 腹
A | オリーブオイル、水…各大さじ 1
塩…少々

作り方

1 たらこはほぐす。キャベツはせん切りにする。
2 フライパンに **1** のキャベツを入れ、**A** を全体にふる。**1** のたらこをのせてふたをし、中強火で 2 ～ 3 分蒸し煮にする。

いちご

涼　甘　微酸

こんなときにおすすめ

- 熱っぽい
- お腹が張る
- 便秘がち

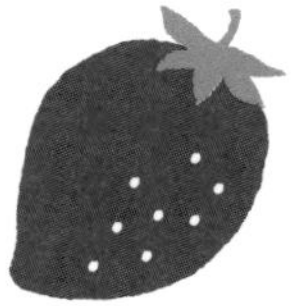

心と体のクールダウンにおすすめのいちご。食物繊維を豊富に含み、お腹の張りや便秘の解消にも効果的です。体の余分な熱を収めるので、ほてりやのぼせを感じるときや、口内炎やできものといった炎症があるときにぴったり。程よい酸味が春に弱りやすい肝《かん》を癒してくれます。

いちごはハウス栽培されるので年中見かけますが、本来の旬は春。暖かくなってきた今くらいの時期にぜひ食べてほしい食材です。

おすすめの食べ方

乳製品と合わせると相乗効果があります。牛乳やヨーグルト、練乳と合わせるのがおすすめ。

いちごのミントスープ

たっぷりのいちごにミントを合わせて、過剰な熱を鎮めます。
レモンも疲労回復を促し、疲れた胃腸をケアします。

材料〈2人分〉

いちご…10個
A　グラニュー糖　大さじ1〜2
　　レモン果汁…大さじ2
ミント（刻む）…小さじ2

作り方

1 いちごは縦半分に切り、ボウルに入れる。Aを加えて混ぜ合わせ、冷蔵庫で3時間ほどおく。
2 汁ごと器に盛り、ミントを散らす。

ゆるゆる養生メモ

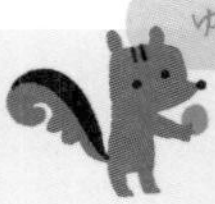

すべてのストレスが悪いわけじゃない

春は環境の変化が多く、ストレスがたまりがち。ストレスというと悪者に聞こえますが、必ずしもそうではありません。適度なストレスは緊張感をもたらし、仕事をはかどらせます。例えば納期や〆切はそれがあることで「やらなくちゃ」と背中を押されますよね。過度に自分を追い込むのはNGですが、ストレス＝悪いものじゃないと捉えると、気持ちも楽になりますよ。

たけのこ

寒　甘

こんなときにおすすめ

- 便秘がち
- 痰が出る
- むくむ

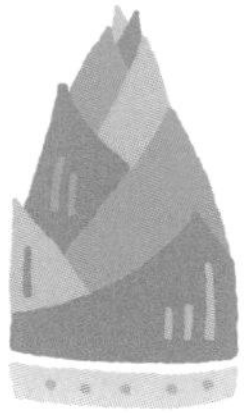

コリコリした食感にジューシーな肉質で、春の味覚の代表格。整腸作用に優れ、豊富な食物繊維によって、慢性的な便秘を改善する働きもあります。

また、体の水はけをよくする力が強く、痰を取り除いたり、むくみを改善したりする効果も期待できます。

生のものは格別なおいしさですが、下処理が面倒に感じる人は水煮のものを使って、どうぞ手軽に楽しんでくださいね。

避けたい食べ方

消化しづらいので胃腸が弱っているときは生で食べたり、一度にたくさん食べるのは控えて。

おすすめの食べ方

新鮮なたけのこは下処理不要。刺身でいただくと格別なおいしさです。

たけのこの梅照り

たけのこと同様に、梅も整腸作用が強い食材。
消化を促し、食欲を高める効果もあります。

材料〈2人分〉

たけのこ（下ゆでしたもの）…小1個

A
- 梅干し…2個
- めんつゆ（3倍濃縮）…大さじ1～2

作り方

1. 梅干しは果肉をたたき、種ごとAに混ぜる。
2. たけのこは半分に切ってさいの目状に切り込みを入れて1を数回ぬり、熱した魚焼きグリルで焼く。

香りメンマ

しょうがのパワーで胃腸を温め、整腸作用がアップ。
ごま油の潤い効果で腸を潤し、便秘解消効果も高まります。

材料〈2人分〉

たけのこ（下ゆでしたもの）…200g
しょうが…1かけ
ごま油…大さじ1

A
- 酒、しょうゆ、みりん…各大さじ2
- 砂糖…小さじ1

作り方

1. たけのこは薄切りにする。しょうがは薄切りにする。
2. フライパンにごま油をひいて中火で熱し、1を炒める。油が回ったらAを加えて炒め合わせる。

玉ねぎ

温　甘　辛

こんなときにおすすめ

- 体が冷える
- 老化が気になる
- 咳や痰が出る

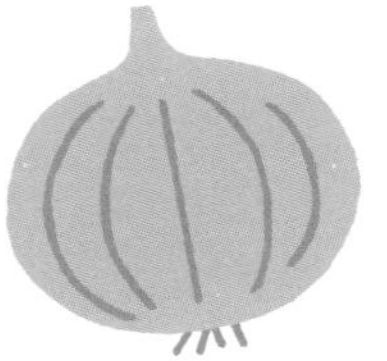

玉ねぎは気や血の巡りをよくし、体を温めてくれます。甘味で心身を滋養し、辛味で肺を元気にし、痰や咳を鎮めてくれます。抗酸化作用があるポリフェノールを含み、アンチエイジング効果も期待できます。

また、辛味の元である硫化アリルという成分には血液をきれいにする効果もあります。余分なナトリウムの排出を促すので、高血圧や動脈硬化といった生活習慣病の予防にもおすすめですよ。

避けたい食べ方

硫化アリルは水に溶け出す性質があるので、水にさらす時間は短時間に留めましょう。

おすすめの食べ方

豚肉と一緒に食べると疲労回復効果が高まります。

新玉ねぎとマッシュルームの白いサラダ

みずみずしい新玉ねぎは生でさっぱりと。マッシュルームと合わせると
消化不良によく効き、手で割ることでドレッシングがよくからみます。

材料〈2人分〉

新玉ねぎ…1/2個
マッシュルーム…4～5個
A　オリーブオイル…大さじ1
　　レモン果汁…小さじ2
　　塩、こしょう…各少々

作り方

1. 玉ねぎは薄切りにし、さっと水にさらして水気をきる。マッシュルームは手で割る。
2. 1を器に盛り、混ぜたAをかける。

レンチン玉ねぎ

玉ねぎは加熱すると甘みが増し、滋養強壮力が高まります。

材料〈2人分〉

玉ねぎ…2個
コンビーフ…1缶（100g）
ごま油…大さじ1
塩、こしょう…各少々

作り方

1. 玉ねぎは高さの半分まで十字に切り込みを入れ、ごま油と塩をふる。
2. ラップで包んで電子レンジ（600W）で5～6分加熱する。器に盛り、半量ずつコンビーフを挟み、こしょうをふる。

ラディッシュ

涼　甘　辛　苦

おすすめの食べ方

消化を助けるので、油分が多い料理や肉の付け合わせにすると◎。

こんなときにおすすめ

- 胃腸の調子が悪い
- 熱っぽい
- 咳や痰が出る

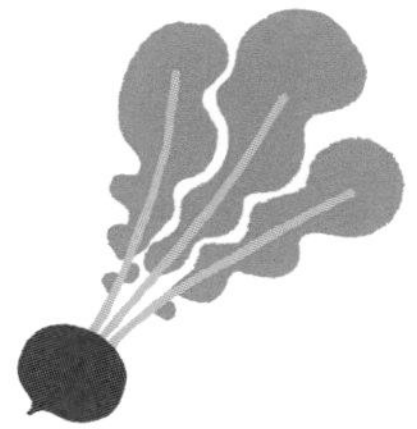

　二十日大根という和名の通り、大根と同じく消化吸収を促し、胃腸の調子を整える働きをもっています。赤色はアントシアニンというポリフェノールで、眼精疲労にいい栄養素。仕事を頑張りすぎて目の疲れが気になるときにも◎。
　肺にたまった痰湿（P41）を取り除く効果があるので、痰がからむ咳が出る症状に効果的。涼性なので、のぼせやほてりといった春先に起こりやすい体に熱がこもって起こる不調の改善にも有効です。

ラディッシュのはちみつピクルス

疲れやだるさにいい優秀食材、うずらと一緒にピクルスに。
はちみつも胃腸を整え、食欲促進や胃痛改善効果があります。

材料〈作りやすい分量〉

ラディッシュ…5～6個

A
- 酢…60cc
- はちみつ…大さじ2
- 塩…2つまみ

うずら卵…4個

作り方

1 清潔な保存容器にAを入れ、ふたを閉めてシェイクする。

2 ラディッシュとうずら卵を加えて冷蔵庫に入れ、2時間ほどおく。冷蔵庫で1週間保存可能。

※はちみつが入っているので1歳未満には与えないこと。

ゆるゆる養生メモ

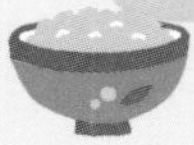

わらびで気を鎮めてリラックス

　わらびは代表的な春の山菜の一つ。根からわらびもちの原料のわらび粉が作られます。過剰な熱や湿気を取り去る力が強く、痰を取り除く作用も。むくみや熱をもった関節の痛みの解消にも効果的です。頭に上った気を鎮め、気持ちを落ち着ける効果もあり、春先の不眠やイライラにもいいですよ。わらび粉100%のわらびもちはレアなので、見つけたらぜひ試してくださいね。

あさり

寒　甘　鹹

こんなときにおすすめ

- 疲れている
- のぼせる
- 咳や痰が出る

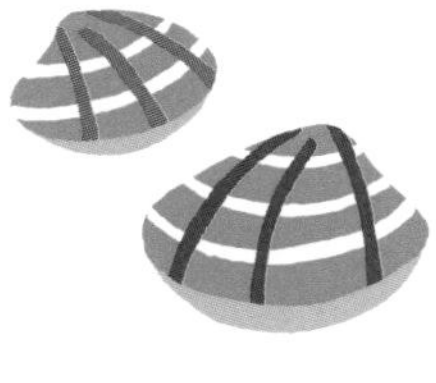

おすすめの食べ方

調理中、口が開いたものから順に取り出すと固くなりません。

あさりをはじめ魚介の多くは鹹《かん》味《み》といって塩辛い味に分類されます。鹹味は冬の間働き続けていた腎《じん》を養う力があります。手足のほてりや腰痛など腎が弱った症状が出ている人は、あさりのようにミネラル豊富な食材で癒しましょう。また、過剰な熱を取り除き、のぼせやほてり、痰の軽減にも効果的。精神安定に欠かせない血を補い、体を潤す効果もあるので、メンタルが揺れたり、乾燥しやすい春先にとてもいいですよ。

あさりとパセリのボンゴレ

あさり＋パセリで鉄分たっぷり。貧血予防に効果的です。

材料〈2人分〉

あさり（砂抜きしたもの）…350g
スパゲティ…160g
にんにく…1 かけ
鷹の爪（種を抜いたもの）…1 本
オリーブオイル…大さじ 1
白ワイン…50cc
しょうゆ…少々
パセリ（みじん切り）…大さじ 2

作り方

1 スパゲティは表示のゆで時間より 1 分短くゆでる。にんにくはつぶす。鷹の爪はちぎる。
2 フライパンにオリーブオイルと **1** のにんにく、鷹の爪を熱して香りを出し、あさり、白ワインを加えてふたをし、1 分ほど煮る。
3 口が開いたあさりは順に取り出す。しょうゆ少々と **1** のスパゲティを加えてからめ、煮汁を含ませる。
4 フライパンにあさりを戻してパセリを加え混ぜる。

あさり汁

肝に作用して目にいいあさりは、みそと合わせて効能アップ！

材料〈2人分〉

あさり（砂抜きしたもの）…150g
A │ 水…400cc
　│ 昆布…1 枚（4 × 4cm）
みそ…大さじ 1 ～ 1 と 1/2

作り方

1 鍋にあさり、**A** を入れ、中弱火でゆっくり温める。
2 みそを溶き入れて味をととのえる。

あおさ

涼　甘　鹹

こんなときにおすすめ

- しこりがある
- むくむ
- 口が渇く

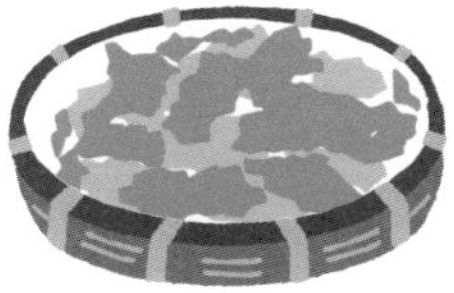

島国の日本では、古くからあおさなど海藻を頻繁に食べてきました。あおさに含まれる鹹味にはしこりなどのかたまりを柔らかくし、小さくする働きがあるので、できものや腫瘍などの改善に効果が期待できます。

また、β-カロテンを豊富に含んでいるため、動脈硬化など生活習慣病の予防にもおすすめ。涼性なので春先の暑さで体にこもった熱を排出し、ほてりやのぼせ、口の渇きなどを解消してくれます。

おすすめの食べ方

豆腐と合わせると効能アップ。みそ汁やあおさのあんかけ豆腐、天ぷらにしても。

あおさ納豆汁

納豆はお腹の調子を整え、血液をきれいにする効果も。
一緒にとることで、抵抗力アップにもプラスに働きます。

材料〈2人分〉

あおさ…大さじ2
だし汁…2カップ
みそ…大さじ1〜1と1/2
納豆…1パック

作り方

1 鍋にだし汁を入れて温め、みそを溶き、あおさと納豆を加えて温める。

ゆるゆる養生メモ

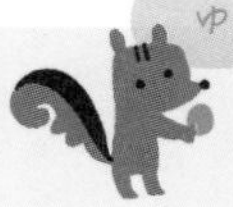

笑顔を作ると幸せがやってくる

脳は意外とだまされやすいもの。「笑う門には福来たる」という言葉がありますが、脳は自分が笑っていると、自然とその理由を探そうとする働きがあります。嫌なことがあっても、口角を上げて笑顔を作れば、脳は「自分は今、幸せなんだ」と錯覚し、幸せな理由を探すというわけ。ある程度悩んで、落ち込んだら、笑顔を作ってスイッチを切り替えるのも有効です。

もずく

涼　鹹

こんなときにおすすめ

- むくむ
- 便秘がち
- 肥満

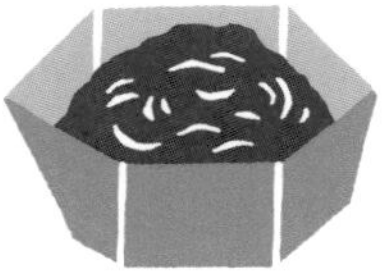

鹹味がもつ作用は、しこりや便など固いものを柔らかくしたり、生命力を司る腎を養ったりするもの。また、ミネラルが不足するとストレスを受けやすくなり、情緒不安定になります。もずくをはじめ海の食材はミネラルたっぷりで、食欲がないときも食べやすい便利食材。体内の不要物の排出を促すため、むくみや肥満の解消にもおすすめです。ミネラルは尿と一緒に排出されるため、頻繁に食べましょう。

おすすめの食べ方

調理に手間がかからないので、イライラしたり、疲れ気味の人はみそ汁や卵スープに入れて。

もずくとめかぶの酢の物

もずくとめかぶの食感が楽しい一品。めかぶもミネラルたっぷりで、
気持ちの浮き沈みやイライラを軽減する効果が増しますよ。

材料〈2人分〉

もずく酢（市販）…1カップ
めかぶ（市販）…1カップ
うずら玉子（生）…2個
針しょうが…1/2かけ分

作り方

1 もずくとめかぶを混ぜ合わせて器に盛り、うずら玉子としょうがをのせる。

もずくキムチ

もずく×キムチのコンビで整腸作用が高まり、便通を促します。
もずくのとろみでまとまりやすく、丼にしてもおいしい！

材料〈2人分〉

もずく（生食用）、キムチ…各50g
A　しょうゆ、酢、ごま油
　　…各小さじ1/2

作り方

1 もずくはよくすすぎ、食べやすく切ってAとあえる。
2 1とキムチをあえる。

山椒

温　辛

こんなときにおすすめ

- 胃腸の調子が悪い
- 胸がつかえる
- 歯が痛い

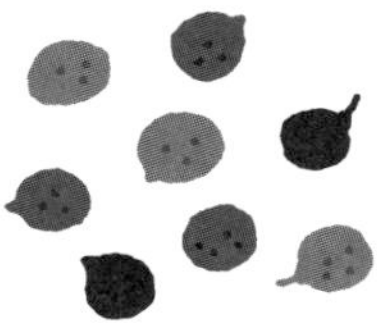

古くから日本人が使ってきた香辛料の一つで、独特の風味と辛味は少量でも存在感抜群。サンショオールという辛味成分は肩こりや神経痛に効果的。消化や不要物の排出を促す成分も豊富に含まれています。

中医学的に見ると体内の「湿」（P51）を取り除き、疲労回復や胃腸を整えるのに効果的。体を温めるので、冷えからくる腹痛にもおすすめです。鎮痛作用があり、胃痛や歯痛もやわらげてくれます。

おすすめの食べ方

消化を助ける作用がある山椒。うなぎと合わせるのは胃もたれを防ぐため。昔ながらの食べ合わせには理由があるのです。

焼きししゃものとろみ山椒酢

ししゃもはカルシウム豊富で、めまいや耳鳴りに◎。
山椒と合わせて体を元気にする効果が高まります。

材料〈2人分〉

A
- だし汁…50cc
- 酢…大さじ1
- 砂糖…小さじ1～2
- 片栗粉…小さじ2
- 山椒…小さじ1/4

ししゃも…6本

作り方

1 小鍋に**A**を入れて熱してよく混ぜ、とろみをつける。

2 熱した魚焼きグリルでししゃもを焼く。器に盛り、**1**をかける。

ゆるゆる養生メモ

ミントの清涼感ある香りで不快な症状を軽減

さわやかな香りで、ハーブティーやアロマとしても人気のミント。春先に体にこもりやすい過剰な熱を鎮めてくれます。清涼感のある香りは鼻づまりの解消にも効果的。血管を広げて喉の炎症を鎮めるので、花粉症やアレルギー症状の緩和にも最適。不安などメンタル面での不調もやわらげます。

ゆるゆる養生コラム

春の食材で おいしい作りおき

旬の食材をたくさん仕入れたら、
日持ちする作りおきおかずにしてみては？
仕込む時間も楽しい手仕事は、心のリラックスにも最適です。

胃やお腹にますます優しい

乳酸キャベツ

材料〈作りやすい分量〉

キャベツ…1kg
塩…小さじ4
砂糖…小さじ1

作り方

1 キャベツはせん切りにする。
2 すべての材料を大きめの密閉袋に入れてよくもむ。水を入れたペットボトルなどで重石をして、常温で3日間おく。
3 酸味が出たら清潔な保存容器に入れ、冷蔵庫で保存する（好みで唐辛子やこしょう、山椒を加える）。

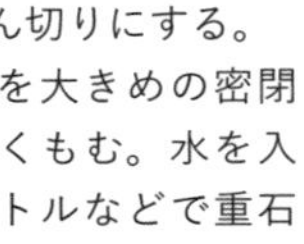

POINT

胃腸にいいキャベツは、発酵させると効能アップ！ スープやおみそ汁に入れると、不調なときにも最適。

牛乳で割るといちごヨーグルトに！

ストロベリービネガー

材料〈作りやすい分量〉

いちご…200g
氷砂糖…200g
酢（あればりんご酢）…400cc

作り方

1 いちごは必ず洗ってからヘタを取る。
2 清潔な保存容器にいちごを入れ、かぶせるように氷砂糖を重ねる。これを繰り返して層にし、酢を注ぐ。常温で1週間ほどおく（ときどき揺らして全体を均一にならす）。風味が出たら完成。

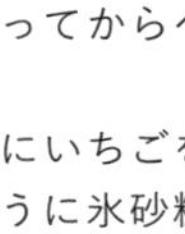

POINT

いちごは春先ののぼせを冷まし、お腹の張りや便秘にも効果的。氷砂糖がもつ潤い作用で渇きを癒します。

MAY

5月の
暮らしと食養生

この時期大切なのは気の巡りを整えることと、
体に過剰な熱をためないこと。
アスパラガスやキウイなど熱を冷ます食材が大活躍！
日々の養生で、心も体も元気に過ごしましょう。

5月

MAY

気の巡りをスムーズにして適度な休息も◎

食材で暑さと湿気をコントロール

5月に入ると気候の面では暑い日が増え、本格的に紫外線も強まります。体に熱がこもり、ほてりやのぼせがある人は氷入りの冷たい飲み物がほしくなる時期ですが、なるべく控えてほしいところ。体は常に36・5℃程度に保たれていますから、冷たい飲み物でお腹を冷やすと、体はエネルギーを使って体温を上げようとします。体の熱を冷ますには飲み物ではなく、アスパラガスやキウイフルーツなど、涼性や寒性の食材をとりましょう。

また、この時期に出回る新茶はとてもおすすめ。熱を冷ましてイライラを鎮めるため、暑いときの頭痛を落ち着かせる効果があります。

暑くなる一方で、梅雨に向けて少しずつ雨の日が増え、湿度も上がり始めます。湿気が増えると、「内湿が外湿を呼ぶ」といって、もともと体に水気が多い人は不調が起こりやすくなります。この場合おすすめなのは、さやえんどうなどの豆類やきのこ類などの利水作用がある食材。これらを普段の食事に取り入れて、体の水はけを保ちましょう。

ちなみに暦の上では立夏以降、夏に入ります。夏はよく笑い、よくしゃべり、有酸素運動のようにある程度発汗するような運動もおすすめ。「悩むより動く！」くらいのメンタリティでアクティブに過ごすといいですよ。

体質別今月のおすすめ食材

気虚タイプ
- そら豆→P120
- さやえんどう→P121
- しらす→P124
- アジ→P126

血虚タイプ
- アジ→P126

陰虚タイプ
- グリーンアスパラガス→P118
- キウイフルーツ→P129

気滞タイプ
- さやえんどう→P121
- らっきょう→P122
- パセリ→P125
- ルッコラ→P127
- パクチー→P128
- キウイフルーツ→P129

瘀血タイプ
- パセリ→P125

今月起こりやすい不調

不調① 五月病

「五月病」という言葉もあるように、元気が出ない、眠れない、ネガティブな考えのループに入るということが増える時期。新生活にも慣れてきて張りつめていた気持ちが緩んでくるのもありますが、頑張りすぎて燃え尽きたり、鬱っぽくなったりとメンタルの調子を崩す人が増えます。

　これは中医学的に見ると、気の流れが停滞して、つまった状態。いわゆる「気滞《きたい》」（Ｐ32）です。健康なときは気も血液も滞《とどこお》りなく流れている状態ですから、つまったり、流れが悪くなったりすると体の働きが悪くなり、メンタルも不安定に。解消するにはパセリやパクチー、クレソンなど香りのいい食材がおすすめ。その香りで気を動かし、巡りを改善してくれます。

不調② イライラ・のぼせ

だんだんと気温が上昇するにつれ、体に熱がこもりやすくなり、イライラやのぼせが出やすくなります。涼性や寒性の食材や、この時期出回る新茶は前述のようにとてもおすすめ。

　また、しっかり休むことも同様に大切です。睡眠はもっとも気を補給できる行為であり、同じ7時間寝るのでも、朝方に寝て昼に起きるのと、夜10時に寝て5時に起きるのでは大違い。どんなに忙しくても0時前には眠るよう心がけ、休息もスケジュールに組み込んでくださいね。

痰湿タイプ

グリーンアスパラガス→Ｐ118
らっきょう→Ｐ122
ルッコラ→Ｐ127
キウイフルーツ→Ｐ129

今月積極的にとりたい食材

グリーンアスパラガス

微涼　苦　甘

こんなときにおすすめ

- 胃腸の調子が悪い
- 疲れている
- 熱がこもっている

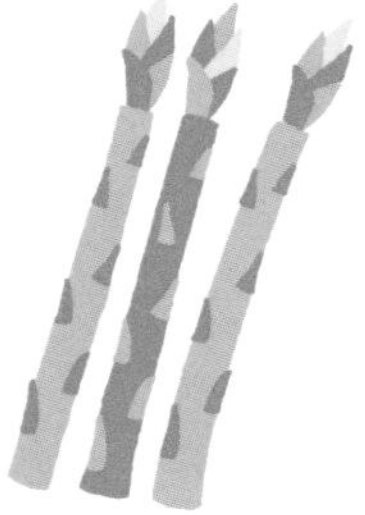

気と潤いを補って汗ばむ季節をサポート

ほろほろした穂と歯ごたえのいい軸、二つの食感が相まって五感を楽しませてくれるアスパラ。アスパラには元気と潤いを補う効果があります。

5月は暦でいうと、立夏を迎えて夏に突入する季節。ＧＷ頃から気温が一気に上がり、汗ばむ陽気の日も増えてきます。そんなときにアスパラガスは体にこもった余分な熱を冷まし、さらに必要な潤いは残して、余剰な水分を排出するというすばらしい働きをしてくれるのです。

むくみの改善のほか、口の渇きが気になるときにもいいですよ。

胃腸の機能を司《つかさど》る脾《ひ》を養うため、消化器系の働きを促し、食欲を高める効果もあります。穂先に含まれるアスパラギン酸には疲れを癒す効果もあり、何かとストレスの多いこの時期におすすめの食材です。

おすすめの食べ方

手で持って自然と折れるところ（下の方）が、硬いところと柔らかいところの境目。加熱する際は香りや食感を損なわない程度に。

アスパラガスのおすすめレシピ

アスパラの生ハム巻き天ぷら

アスパラと豚肉（生ハム）を合わせて疲労回復効果アップ！
生ハムの塩気でアスパラの甘みを引き立て、油調理でカロテンの吸収を促します。

材料〈2人分〉

グリーンアスパラガス…4本
A | 水…80cc
　| 小麦粉…50g
　| 片栗粉…20g
　| 溶き卵…1/2個分
生ハム…12枚
小麦粉、揚げ油…各適量

作り方

1 アスパラは根元の硬い部分の皮を4cmほどむき、3等分に切る。Aはダマが残るくらいに混ぜる。
2 1のアスパラに生ハムを1枚ずつ巻き、小麦粉を薄くはたく。Aにくぐらせ、180度に熱した油でカラリと揚げる。

ゆでアスパラのこしょう卵

アスパラ＆卵のコンビで不眠を解消。
半熟卵を使ったソースがアスパラにしっかりからんで美味。

材料〈2人分〉

グリーンアスパラガス…6本
サラダ油…大さじ1
卵…2個
塩、こしょう…各少々
A | 粉チーズ…大さじ1と1/2
　| オリーブオイル…大さじ1
　| 粗びき黒こしょう…少々

作り方

1 アスパラは根元の硬い部分の皮を4cmほどむく。
2 中火で熱したフライパンにサラダ油をなじませて卵を落とし、半熟に焼く。軽く塩、こしょうをふって取り出し、フォークでつぶしながらAと混ぜる。
3 湯を沸かして塩少々（分量外）を入れ、1のアスパラをゆで、冷水にさらしてすぐに取り出す。水気をふいて器に盛り、2をかける。

ゆるゆる養生メモ

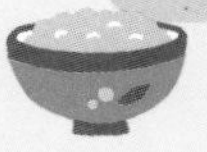

不安定なメンタルには青い食べ物

春は肝が働く季節なので、5月になると働きすぎから弱ってくることも。肝が弱ると、イライラや落ち込みなどメンタルが不安定になります。そのとき有効なのが「青い」食材。アスパラガスやキャベツ、セロリなど実際は緑色の野菜が該当します。生野菜は冷えやすく、胃腸の負担になりやすいので、冷え性の人は蒸したり、スープにしたりと加熱調理がおすすめです。

そら豆

平　甘

こんなときにおすすめ

- 胃腸の調子が悪い
- むくむ
- 疲れている

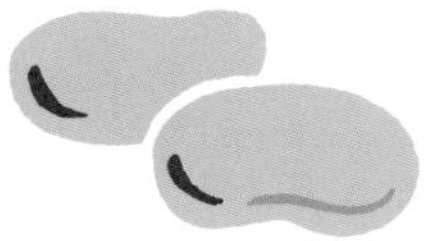

焼いたり、ご飯と一緒に炊いたりといろんな調理法が楽しめるそら豆。脾胃《ひい》の働きを高め、胃もたれや消化不良といったお腹のトラブルを解消してくれます。植物性たんぱく質やミネラルも含有するため、体作りにプラスになるだけでなく、疲労回復効果も高く、息切れといった症状の改善もサポート。

余分な水分を排出する働きがあるので、むくみの解消も促してくれますよ。

おすすめの食べ方

皮にも豊富な食物繊維が含まれるので、むかずに食べるとさらによい。じゃがいもと組み合わせると胃痛などの改善に。

そら豆の蒸し焼き

食欲を高めるカレー粉と合わせて、より胃腸の働きを整えます。
貧血が気になる人はカレー粉の代わりに黒すりごまを使っても。

材料〈2人分〉

そら豆（さやつき）…10本

A
- 塩…小さじ1
- カレー粉…少々

作り方

1 そら豆はさやつきのままくびれた部分に竹串で穴を数カ所あけ、魚焼きグリルで黒くなるまで焼く。

2 さやから出して皮をむき、合わせた**A**でいただく。

そら豆とチーズのサラダ

イタリアで定番のサラダ。チーズを合わせると疲労回復効果が増強されます。
トーストにのせたり、スパゲティとあえても美味。

材料〈2人分〉

そら豆…20粒
パルメザンチーズ…適量
オリーブオイル、塩、こしょう
…各少々

作り方

1 そら豆はふっくらしている方の皮に切り込みを入れ、塩少々（分量外）を入れた湯で2分半ほどゆでる。ザルに上げ、皮をむく。

2 1のそら豆とすべての材料をあえる。

さやえんどう

平　甘

こんなときにおすすめ

- 胃腸の調子が悪い
- むくむ
- 下痢をしている

脾と胃を癒し、消化器官を健やかに整えてくれるさやえんどう。冷たいものの飲みすぎや食べすぎで体にたまった余分な湿気を除き、水分代謝を高めるので、不要物の排出やむくみの解消を期待できます。気を補う作用もあり、疲れやすく、元気が出ないときにも効果的。

なお、さやえんどうの豆が成長したものがグリーンピース、豆から出た芽が豆苗なので、この二つも同じような効果をもっています。

おすすめの食べ方

卵との相性抜群なので、卵とじに。胃にいい食べ合わせになります。

さやえんどうと高野豆腐の煮物

疲れを癒し、胃腸を整えるさやえんどう。だしをたっぷり吸った高野豆腐がしみじみおいしく、疲労回復にも効果があります。

材料〈2人分〉

さやえんどう…20枚
高野豆腐…2枚
A　だし汁…2カップ
　　みりん…大さじ1～2
　　しょうゆ、酒…各大さじ1

作り方

1 さやえんどうは筋を取る。高野豆腐は袋の表示通りに下処理をし、大きければ食べやすく切る。
2 鍋にAを入れて中火にかけ、高野豆腐を加えて煮る。味がしみたらさやえんどうを加え、サッと煮る。

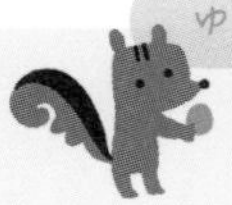

ゆるゆる養生メモ

気がふさいだら散歩へ

密閉された室内や環境に長時間いると、気の巡りが悪くなり、気持ちがふさいだ状態になります。オフィスや自宅で一日中作業していて疲れを感じたら、ふらりと外へ出てみましょう。近くの公園や河川敷に行くなど、気持ちのいい環境で深呼吸すると、リフレッシュ効果抜群！　それが難しいときはオレンジやラベンダーなどのアロマを活用するのもいいですよ。

らっきょう

温　辛　甘

こんなときにおすすめ

- 冷え性
- 消化不良
- 吐き気がある

体を温めて冷えによるトラブルを改善

　たくさんの薬効をもつらっきょう。体を内側からじんわりと温めるので、冷え性の人に特におすすめです。

　玉ねぎと同じく辛味の元となる硫化アリルという成分を含み、血液をきれいにする効果もあります。血流が悪いことで起こる生理痛の軽減にも役立ちます。お腹も温まるので冷えによる腹痛の予防にも効果的です。

　胃のむかつきや吐き気を抑え、消化不良を改善する働きもあります。カレーの付け合わせ以外にも、普段から食事に取り入れましょう。

　また、カリウムを多く含んでおり、筋肉疲労の回復をサポート。冷えを取り除くだけでなく、筋肉を緩める効果もあるので、トレーニングを行っている人やデスクワークで体が固まりがちな人にもいいですね。

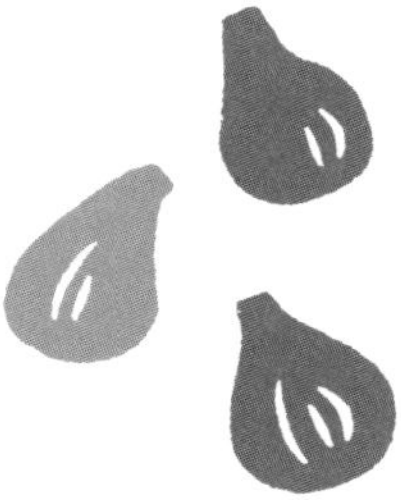

おすすめの食べ方

豚肉のようにビタミンB_1が多い食材と合わせると、らっきょうの成分によって疲労回復効果が高まります。

らっきょうのおすすめレシピ

らっきょうのチャンプルー

高い抗酸化作用をもつらっきょうはコレステロールも低下させます。
豚肉と合わせると、活力アップ効果がグンと上がりますよ。

材料〈2人分〉

らっきょう…100g
ごま油…小さじ2
豚バラ細切れ肉…200g
A ｜ 塩、こしょう…各少々
かつお節、しょうゆ（好みで）…各適量

作り方

1 らっきょうは汚れを落として薄皮をむき、葉と根元を切り落とす。塩2つまみ（分量外）をふってもむ。

2 フライパンを中火にかけてごま油をなじませ、豚肉を炒める。肉の色が変わったら**A**をふり、**1**を加えて炒める。器に盛ってかつお節をのせ、好みでしょうゆをかける。

らっきょうのタルタルソース

らっきょう＆豆腐は疲労回復にいい食べ合わせ。
肉や魚にかけたり、サンドイッチに入れてもおいしい！

材料〈2人分〉

甘酢らっきょう…4～5個
豆腐…1/2丁
A ｜ ヨーグルト（無糖）…大さじ3
　｜ マヨネーズ…大さじ1
　｜ こしょう…少々

作り方

1 らっきょうはみじん切りにする。

2 豆腐は厚手のキッチンペーパーで包み、電子レンジ(600W)で2分加熱する。粗熱が取れたらちぎってボウルに入れ、フォークでつぶす。

3 **2**に**1**と**A**を加えて混ぜ合わせる。

ゆるゆる養生メモ

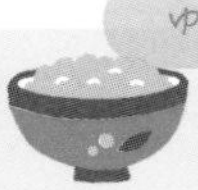

紫外線の吸収を高める食材

紫外線の吸収を高める成分に「ソラレン」があります。これを含む食材を朝食べると、ほぼ一日紫外線を吸収しやすくなってしまうので要注意！　ソラレンはオレンジやグレープフルーツなど柑橘類や、春菊やパクチーといった香味野菜に多く含まれます。フルーツを朝食に食べる人も多いと思いますが、紫外線ケアを徹底したいなら朝の柑橘類は避けるのがベターです。

しらす

平　甘

こんなときにおすすめ

- むくむ
- 疲れやすい
- 消化不良

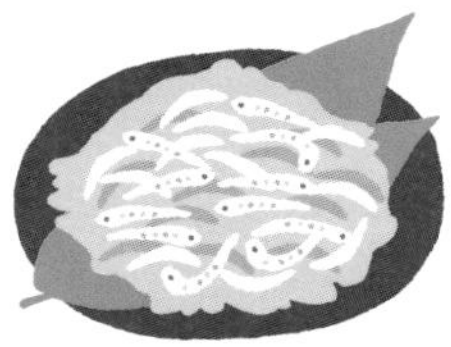

丸ごと食べられるしらすは、カルシウムを手軽に補給できる食材。水揚げしたてをゆでた釜揚げしらすは格別なおいしさですね。

しらすには気を補い、脾胃《ひい》を整える力があるので、疲れやすいときにおすすめ。カルシウムの吸収を促すビタミンDも豊富で、骨粗《こつそ》鬆症《しょうしょう》の予防にも効果的。育ち盛りの子どもにもたくさん食べてほしい食材です。ご飯にかけるだけでなく、いろいろな料理に使ってください。

おすすめの食べ方

ガーリックオイルに浸しておくと、旨みのある調味料に。パスタとあえたり、豆腐にかけたりしても美味。好みで唐辛子を加えても。

しらすとキャベツのディル風味

胃腸を整えるキャベツ＋補気するしらすで元気アップ！

材料〈2人分〉

しらす…大さじ4
キャベツ…3枚
ディル…2～3本
A ｜ 柑橘果汁…大さじ1と1/2～2
　 ｜ オリーブオイル…大さじ1
白炒りごま…小さじ2

作り方

1 キャベツはざく切りにして、塩少々（分量外）をふってもむ。ディルは刻む。
2 **1**、**A**、白炒りごまをあえて器に盛り、しらすを散らす。

しらすトースト

カリウムが多いきゅうりと合わせて、むくみ予防に効果的です。

材料〈2人分〉

A ｜ しらす…大さじ3～4
　 ｜ オリーブオイル…大さじ1
きゅうり…1本
食パン…2枚
こしょう（好みで）…少々

作り方

1 きゅうりはごく薄切りにして塩少々（分量外）でもみ、水気を切る。**A**は混ぜる。
2 食パンはバター適量（分量外）を塗ってトーストし、**1**のきゅうりを広げて**A**をのせ、好みでこしょうをふる。

パセリ

温　辛

こんなときにおすすめ

- 胃腸の調子が悪い
- 情緒不安定
- 生理不順

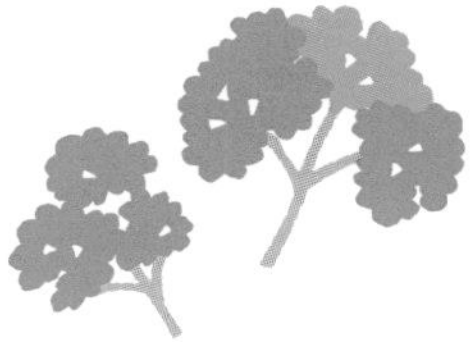

メンタルが不安定、お腹にガスがたまる、生理前のトラブルが多いといったときは気の巡りが悪くなっている可能性大。そんなときはパセリのように香りがいい野菜が大活躍！　消耗した肝《かん》を養い、血を補って気の巡りを改善。美肌作りにもよく、ストレスに負けない体を作ります。

　胃腸の動きを整えるので、胃もたれや気持ち悪さなどにもおすすめ。腸内環境を改善する働きもありますよ。

おすすめの食べ方

茎は魚や肉のスープに入れると臭み消しに◎。刻んだ葉をパン粉に混ぜて揚げ物に使っても。

サーモンのパセリソース

サーモンはパセリと同じく気を補い、血流をよくする作用があります。

材料〈2人分〉

A
- パセリ（みじん切り）…大さじ2
- 塩…2つまみ
- ビネガー（またはレモン果汁）…小さじ2～3

スモークサーモン…6枚
レモン、オリーブオイル（いずれも好みで）…各適量

作り方

1　器にスモークサーモンを盛り、合わせたAを回しかけ、好みでくし型切りにしたレモンを添え、オリーブオイルをふる。

ゆるゆる養生メモ

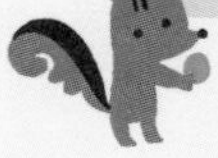

ストレスの傾向を知ろう

　私たちはさまざまなストレスにさらされています。自分が何をストレスに感じやすいのか知っておくことはメンタルヘルスの維持に役立ちます。ストレスに感じたことと、それを5段階評価で表すとどのレベルか。手帳にメモしましょう。ストレスを可視化することで避けやすくなりますよ。

アジ

温　甘　鹹

こんなときにおすすめ

- 胃腸の調子が悪い
- 疲れている
- 頭がボーッとする

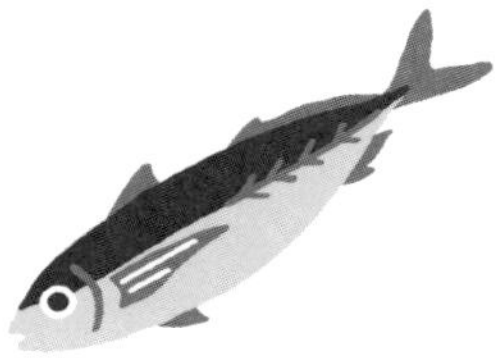

アジは脳の働きを助けるＤＨＡという成分を豊富に含んでいます。中医学でいうと腎の機能を高めるので、足腰の衰えや耳鳴りといった老化による不調や、アンチエイジングにも効果的です。冷えを取り除き、胃の働きを整える効果もあり、冷えや疲れからくる食欲不振にもおすすめです。

また、ＥＰＡも豊富なので血液をきれいにして血管を丈夫にする効果もありますよ。

アジと新玉ねぎの南蛮がけ

玉ねぎとアジの組み合わせで胃腸の調子を整える効果がアップ。

材料〈2人分〉

アジ…3枚おろし（2尾分）
A　酒、しょうゆ…各小さじ2
　　しょうがのすりおろし
　　　…小さじ1
ミニトマト…3個
新玉ねぎ…1/2個
B　だし汁…大さじ3
　　しょうゆ…大さじ1/2
　　砂糖、酢…各小さじ2
片栗粉…適量
サラダ油…大さじ2

作り方

1 バットに**A**を混ぜ、アジを入れて15分おく。
2 ミニトマトは粗みじん切り、玉ねぎは薄くスライスする。ボウルに入れて**B**を加えて、混ぜ合わせる。
3 **1**の水気をふいて片栗粉をまぶし、フライパンを中火にかけてサラダ油を熱し、揚げ焼きする。器に盛り、**2**をかける。

おすすめの食べ方

たたいた梅をのせてしそを置き、フライにすると、疲労回復におすすめの香りのいいアジフライに。

ルッコラ

寒　辛　苦

こんなときにおすすめ

- 息苦しい
- むくむ
- 咳や痰が出る

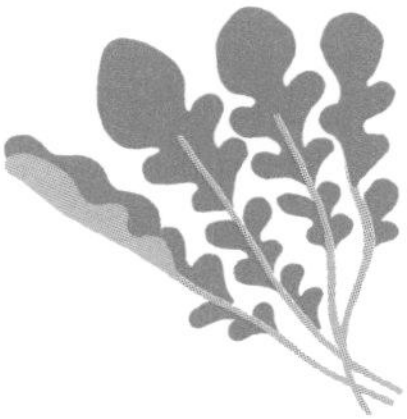

イタリアンや肉料理の付け合わせで目にすることが多いハーブ。ビタミンやカリウム、カルシウム、鉄といったミネラルを豊富に含み、食物繊維もたっぷり。抗酸化作用が強いので、アンチエイジングにも役立ちます。

中医学的に見ると、咳や痰を解消するほか、不要な物質を排出する効果も高いです。食べすぎや不規則な生活で体の巡りが悪くなっている人は、積極的に食べるといいでしょう。

おすすめの食べ方

ごまの風味をもっているので意外と和食に合います。天ぷらやごまあえ、刺身のつまに。

ルッコラとブルーチーズのサラダ

チーズは肺や脾、肝を癒し、ルッコラ同様アンチエイジングに◎。同じく抗酸化作用が高いワインと一緒にいただいても。

材料〈2人分〉

ルッコラ…10本
ブルーチーズ…50g
バルサミコ酢、白炒りごま、
　アーモンドスライス
　…（いずれも好みで）各適量

作り方

1　ルッコラはさっと水にさらし、水気をふく。長さを2～3等分に切って器に盛り、ブルーチーズを散らす。好みでバルサミコ酢や白炒りごま、アーモンドスライスを散らす。

ゆるゆる養生メモ

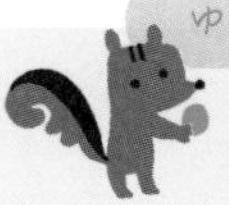

夏は適度に汗をかこう

外の暑さに比べ、冷房が効いた室内は快適ですが、部屋にこもって汗をかかずにいることは不調の原因に。というのも、汗によって熱を発散することができず、体に過剰な熱がたまり、イライラやのぼせを起こすのです。

おすすめなのは暑さがやわらぐ早朝や夕方に散歩したり、夏でも湯船につかること。適度に汗をかく時間をもつことは夏の養生に欠かせません。

パクチー

温　辛

こんなときにおすすめ

- 頭痛
- 胃腸の調子が悪い
- 緊張しやすい

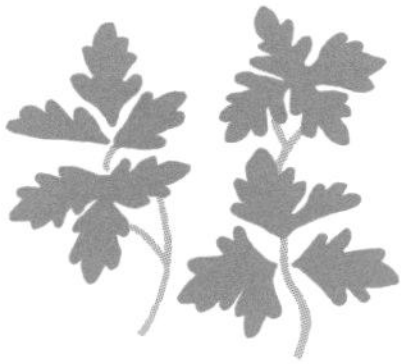

独特な香りは気を巡らせるので、気滞（P32）の症状が強い人におすすめ。不要物を排出する作用も高く、美容にもいいとされています。また、胃腸を司る脾の働きを高めてくれるので、消化不良やお腹の張り、ガスやゲップがよく出るときにも。温性で体を温め、辛味でエネルギーを外に向かせる作用があり、体にこもった湿気を追い出す力もあります。鬱々と内にこもりがちな気持ちも前向きにしてくれるでしょう。

パクチーともやしのごまナムル

不要なものを排出する効果が高いパクチー。
利尿作用がある大豆もやしと合わせて、水分の代謝も高まります。

材料〈2人分〉

パクチー…1/2束
大豆もやし…1袋
A
- ごま油…大さじ1
- ナンプラー（なければしょうゆ）…小さじ1～2
- にんにくのすりおろし…小さじ1/2

白炒りごま…適量

作り方

1 もやしは塩適量（分量外）を加えた熱湯でゆでてザルに上げ、キッチンペーパーで包んで水気をふく。パクチーは2～3cm長さに切る。

2 **A**をボウルに合わせ、**1**、白炒りごまを加えてあえる。

おすすめの食べ方

パクチーの根はご飯と一緒に炊くと、香りがいいエスニック風に。魚や肉のスープに入れても。

キウイフルーツ

寒　甘　酸

おすすめの食べ方

吐き気を止める作用があるので、旅行や子供の遠足に。たっぷりの消化酵素が消化も助けてくれます。

こんなときにおすすめ

- 胃腸の調子が悪い
- 熱がある
- ストレスが多い

体が熱っぽくなりやすい人は、食生活の偏《かたよ》りや睡眠不足から、体に熱がたまり、快適な温度を保つことができなくなっている可能性も。キウイは体の熱を冷まして水はけをよくし、ストレス緩和にいい食材。お腹の不調にも効果的で、吐き気や胸焼けを抑え、胃腸の働きを整えてくれます。梅雨前は湿度も高くなってきて、もともと水気が多い人は不調が起こりやすいので、こうした食材で心身を安定させていきましょう。

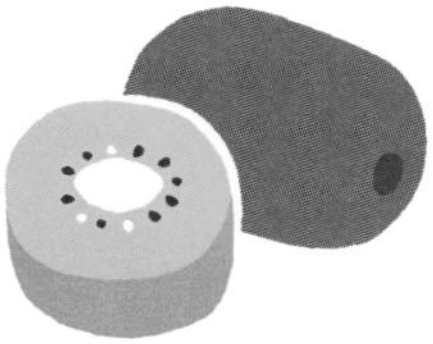

キウイとホタテのサラダ

キウイとホタテで胃腸の状態を整える作用がアップ！
ホタテは滋養強壮作用が高く、缶詰なら手軽に使えて便利。

材料〈2人分〉

キウイ…2個
切り干し大根…15g
ホタテ缶…1缶（125g）
A｜マヨネーズ…大さじ1～2
　｜レモン果汁…小さじ1
こしょう（好みで）…少々

作り方

1 切り干し大根は甘酢適量（分量外）で戻す。キウイは食べやすく切る。
2 ボウルにホタテと缶汁、A、1を入れてあえる。器に盛り、好みでこしょうをふる。

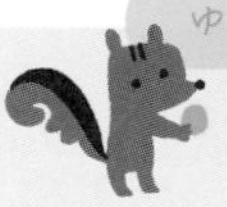

ゆるゆる養生メモ

夏の養生は早起きから！

中医学の古典には「夏は日の出が早いように早く起き、草木が生い茂るように活発に活動しよう」と書かれています。これをせずにいると体内に熱がこもって潤いを消費し、秋の乾燥に悩まされるとか。夏は活発に動き、やりたいことはどんどんやるとき。適度に汗をかき、元気に過ごしましょう！

ゆるゆる養生コラム

飲み物も薬効あり！
養生ドリンク一覧

普段飲んでいるお茶やお酒にも漢方的な効能が備わっています。
それぞれの特徴を知ると、
今自分が何を飲むといいかわかり、
健康管理に役立ちますよ。

基礎知識

お茶は発酵度の違いで涼性か温性に分かれます

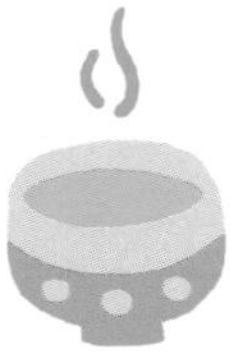

緑茶や紅茶など、私たちが慣れ親しんでいる飲み物にも薬効があります。お茶の場合は体を温めるか、熱を冷ますかは発酵度で分かれていて、発酵度が高くなるほど温性に。例えば、発酵していない緑茶は涼性、しっかり発酵している紅茶は温性という具合です。

ハーブティーや花茶は香りがよく、見た目がきれいなのも魅力。好きなハーブを自分でブレンドするのもおすすめです。

お茶をいれるというひと手間を暮らしに取り入れるのは、とても有意義なこと。ひと息つくことで心に余裕が生まれますし、とてもいい養生になります。

飲み物効能一覧

緑茶

涼 苦 甘

体の過剰な熱を冷ます作用が高く、春先や夏場ののぼせ、ほてりにおすすめ。利尿作用も高いので、体にたまった余分な水気を排出する働きもあります。

烏龍茶

涼 苦 甘

半発酵ですが例外的に涼性で、体の過剰な熱を鎮めます。さっぱりした味で飲みやすく、油っこいものを食べた後の消化不良や、むくみ、肥満に効果的です。

プーアール茶

温 甘 苦

消化不良や胃もたれなどお腹の不快感に◎。むくみや痰を取り除く効果もあります。熟成期間が長いものには、胃を温め、お酒の毒性物質をやわらげる作用もあります。

紅茶

温 苦 甘

体を温めるので、冬や冷え性の人に特におすすめ。心を癒し、不安を鎮めます。口や体の渇きにも効果的。過剰な眠気があるときに気持ちをスッキリさせてくれます。

ジャスミンティー

涼 辛 甘

月経中の痛みをやわらげ、香りによるリラックス効果も高いジャスミン。ただ、緑茶がベースに使われるためカフェインが入っているので、睡眠前は避けましょう。

菊花茶

微寒 甘 微苦

生薬としても使われる菊花。明目という作用を持ち、目のかゆみやかすみを解消し、視界をスッキリさせます。花粉症やアレルギーがある人にもおすすめです。

はと麦茶

涼 甘

体の過剰な熱を冷まし、むくみを解消。筋肉や関節のこわばりをやわらげる作用もあります。肌荒れ改善にも効果的。利尿作用が高いので妊娠初期の人は注意を。

ローズヒップティー

涼 酸

適度な酸味をもち、体の熱を冷ます働きがあるので、夏場に特におすすめ。不要なものを排出し、むくみや関節の痛み、湿疹などの症状にもいいですよ。

ミントティー

涼 辛

清涼感のある香りで過剰な熱を冷まし、クールダウンに最適。熱から起こる目の充血や頭痛、喉のはれといった不調をやわらげます。目のかゆみやイライラにも。

カモミールティー

涼 甘 辛 微苦

不安や不眠といったメンタルの不調におすすめ。過剰な熱を冷まし、熱っぽさなど熱の風邪の初期によく、咳も鎮めます。眼精疲労をやわらげる効果も期待できます。

マイカイカ	温 甘 微苦	気を巡らせ、血流をよくする働きがあります。月経のトラブルやしみ、くすみの改善にも。はまなすというバラのつぼみなので、湯を注ぐと花が開いていくさまも美しい。
コーヒー	平 苦	気持ちを安定させ、眠気を解消。体にたまった過剰な水気を排出するので、むくみ防止や解消にも。解酒という作用をもつためお酒を飲んだ後にもおすすめです。
ココア	平 苦 甘	元気を補い、虚弱を改善します。市販のココアは砂糖たっぷりなので、ピュアココアにはちみつを加えて好みの甘さにするのが漢方的ですよ。
甘酒（米麹の甘酒）	温 甘 辛	米と同じ作用をもつため、気を補う力が強く、疲労回復、滋養強壮効果が抜群。冷え性の人にもおすすめ。消化不良や便秘を解消し、胃腸を整えます。
ウイスキー	熱 辛 苦	寒い地域で好まれるウイスキーは熱性で、飲んだ瞬間、体が熱くなるほど。冷えの解消に効果的です。不安や憂鬱を解消し、気持ちを落ち着ける作用もあります。
日本酒	温 甘 辛	体を温めて寒気を散らし、血流を促して痛みを取るので、冷えからくる筋肉のこわばりや関節の痛みに効果的。発酵させた分アミノ酸などの栄養素も豊富で、体の機能を整える効果も。
焼酎	熱 甘 辛	蒸留酒のため栄養はほぼありませんが、体を強く温め、冷えを解消します。冷えからくる胃痛や筋肉痛にも有効。憂鬱感をやわらげ、ストレスを癒してくれます。
ビール	寒 苦 辛	夏においしいビールは、寒性で体の熱を冷まします。適量なら胃を元気にする働きも。過剰な熱を取り除き、イライラやのぼせを鎮める作用もあります。
ワイン	温 酸 甘 辛	体を温めるワイン。冬はホットワインにしていただくとなおGood。気の流れを整え、ストレスや不安をやわらげます。お腹の張りやゲップ、不眠にもいいですよ。

JUNE

6月の
暮らしと食養生

梅雨どきは湿気による不調が増える時期。
あずきやさくらんぼといった水はけをよくする食材をとり、
過剰な水分摂取を控えることが元気の秘訣です。

6月

JUNE

梅雨がもたらす湿度を上手にコントロールしよう

湿気による重だるさに過剰な水分は禁物！

6月といえば梅雨。どんよりとした天気は気持ちを落ち込ませたり、体の重さやだるさ、冷えなど、湿気による不調を引き起こします。食欲がない、便器につくような軟便も過剰な湿気がもたらす症状の一つ。もともとむくみやすい人は体に水気が多いので、外の湿気の影響をもろに受けます。

こうした梅雨から夏にかけて増える湿気の邪気を「湿邪《しつじゃ》」といいます。生ものや甘いものをよく食べる人や、舌に白いコケがびっしりとついている人は要注意。生野菜や生魚といった生ものや、氷入りの冷たい飲み物は控えめにして、汗ばむ程度のエクササイズで適度に発汗させましょう。

ちなみに、美容のために一日二リットルの水を飲むといいというようなこともいわれますが、全員にとっていいかというとそうではありません。日本は海に囲まれた島国で川も多く、湿度が高い国。さらに和食は水で炊いたお米におみそ汁ですから、水分が多く含まれています。きちんとした食事をとっていれば、食事だけで一日一リットル程度の水分は摂取できるもの。運動せず、ほぼ一日デスクワークをしているような人が毎日大量に水分をとると、その水分を処理できず、冷えやむくみを引き起こします。巷《ちまた》で流行っている美容法をうのみにせず、「自分の体に何が必要か」を考えることも大切ですよ。

体質別今月のおすすめ食材

気虚タイプ
クローブ→P139
さくらんぼ→P144

血虚タイプ
あずき→P143
さくらんぼ→P144
アボカド→P146

陰虚タイプ
びわ→P137
梅→P138
さくらんぼ→P144
アボカド→P146

気滞タイプ
しそ→P136
みょうが→P139
みつば→P142
あんず→P145

瘀血タイプ
しそ→P136
みょうが→P139
ごぼう→P140
みつば→P142
あずき→P143

今月起こりやすい不調

不調① 肌のかゆみや湿疹

この時期は暑さや湿気でじっとりした汗をかくことで、肌にかゆみや湿疹が出ることがあります。中医学では、肌に現れる症状は内臓の状態を表すと考えます。かゆみやできものといった皮膚の炎症は、たまった毒素が表に出たものとして捉えるのです。

そして、こうした症状が出ているときは、生ものや冷たいものは避けましょう。生で食べられる野菜も、加熱調理することで胃腸を冷やさず、かつ量もたくさんとりやすくなりますよ。

胃腸を司《つかさど》る脾《ひ》を養う食材にはしそやごぼう、小松菜、きゅうり、トマトなどが挙げられます。不調を感じたら取り入れてみて。

不調② 食欲不振

胃腸は湿気に弱い臓器のため、湿っぽくなる梅雨どきは食欲不振や消化不良などお腹のトラブルが起こりやすくなります。生ものや冷たいもの、甘いもの、油っこいものは胃腸に負担がかかるので、基本的にどんな人でも控える方がいいでしょう。

また、体の水はけをよくするあずきやさくらんぼもこの時期おすすめです。

これからやってくる本格的な夏の暑さを乗り越えるためにも、元気の要《かなめ》であるお腹はとても大切。温かい食事を腹八分、なごやかな気持ちでいただく……こうした基本的なことが、継続するととても大きな力になりますよ。

痰湿タイプ
びわ→P137
あずき→P143

今月積極的にとりたい食材

しそ

温　辛

こんなときにおすすめ

- 風邪で寒気がする
- 食欲がない
- イライラする
- つわりがある

気の巡りを促し 胃腸の調子を整える

しそ特有の香り成分が滞《とどこお》った気の巡りを促し、ストレスやイライラの解消に効果的。気がふさぐときや、生理前の胸の張りがひどいといった気の滞りによって起こる症状の改善につながります。体液の流れもスムーズになるため、痰《たん》湿《しっ》（P41）を排出しやすくなるといった効果もあります。ダイエット中の人にもいいですね。

また、脾《ひ》胃《い》の働きを活性化する食材なので、梅雨どきに起こりがちな食欲不振や消化不良にもおすすめ。体を温め、発汗を促す作用もあり、寒気がするときや風邪のひきはじめの悪寒にも効果的。下痢と便秘を繰り返すような症状、体を冷やしたときに起こる下痢や嘔《おう》吐《と》、腹痛を抑える働きもあります。妊娠中のつわりを軽減させる効果も。ちなみに青じそと赤じそがありますが、薬効は赤じその方が高いといわれています。

おすすめの食べ方

カロテンの含有量は野菜の中でもトップクラス。殺菌作用があるため、刺身のつまに使われます。

しそのおすすめレシピ

しそ10枚のペペロンチーノ

しそをたっぷり使った香り豊かなパスタ。
オイルと合わせることで腸が潤い、便秘解消効果も。

材料〈2人分〉

しそ…10枚
スパゲティ…180g
塩…適量
にんにく…2かけ
唐辛子…1本
オリーブオイル…大さじ3

作り方

1 スパゲティは塩をやや多めに入れた湯で、表示よりやや短くゆで、ゆで汁大さじ3を取っておく。にんにくはつぶしてスライスする。唐辛子は種を抜いてちぎる。しそは細切りにして水にさらす。
2 フライパンにオリーブオイルを入れて、**1**のにんにくを加え、弱火で炒める。香りが出たら唐辛子をなじませてスパゲティのゆで汁を加え、スパゲティを加えてあえる。
3 器に**2**を1/2量ずつ盛り、水気をふいたしそをたっぷり盛る。

しそとオクラのスープ

オクラにきゅうりと夏野菜たっぷりの冷製スープで、
体の熱っぽさを抑えます。そうめんのたれにしてもおいしい！

材料〈2人分〉

しそ…10枚
オクラ…7本
きゅうり…1/2本
A だし汁…300cc
酢…小さじ1
ゆずこしょう…小さじ1/4

作り方

1 しそはみじん切りにする。オクラは塩適量（分量外）で板ずりし、ゆでて冷水にさらし、薄切りにする。きゅうりはすりおろす。
2 **1**、**A**を混ぜ合わせる。

ゆるゆる養生メモ

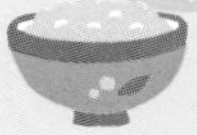

びわはアンチエイジングにぴったり

優しい甘さで体を癒してくれるびわ。中医学的に見ると体の余分な熱を冷まして潤いを生み、渇きを癒します。胃腸を元気にする働きもあり、咳がひどく、少量の黄色い痰が出るときにも有効です。抗酸化作用が高いポリフェノールやサポニンも豊富に含んでおり、老化防止にもうってつけ。発汗したあとや食後のデザートにもおすすめです。旬のこの時期にぜひ食べたいですね。

梅

平　酸

こんなときにおすすめ

- 下痢をしている
- 喉が渇く
- 多汗症
- 夏バテしている

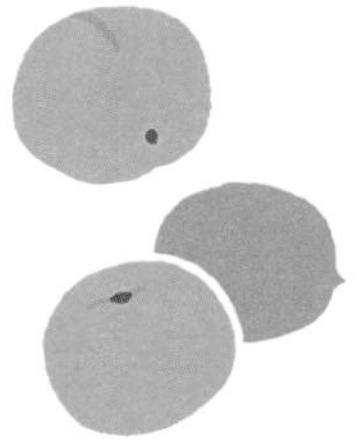

6月といえば梅仕事の時期。梅は酸味によって唾液の分泌を促し、食欲増進効果や潤い不足による喉の渇きを癒してくれます。胃腸の働きを整える作用もあり、お腹を壊しているときのほか、夏バテ解消にもうってつけです。

また、梅は〝食べる日焼け止め〟ともいわれるほど、ビタミンやミネラルが豊富。紫外線を受けてできた活性酸素を抑えてくれるので、これから夏場にかけて特に食べたい食材ですよ。

避けたい食べ方

青梅は毒があるので食べないように。

おすすめの食べ方

防腐効果が高いので、お弁当に使うときは全体に敷きつめるといいですよ。

梅干し茶碗蒸し

栄養バランスがいい卵と合わせて滋養強壮に◎。
梅の酸味がいいアクセントになりますよ。

材料〈2人分〉

梅干し…2個
みつば（刻む）…4～5本
A 溶き卵…2個分
　だし汁…300cc
　しょうゆ…小さじ1
　塩…少々

作り方

1 梅干しとみつばは耐熱のお椀に入れる。
2 **A**は切るように混ぜ、**1**に半量ずつ茶こしでこしながら注ぐ。
3 **2**を鍋に並べて3cm深さの水を注いでふたをして強火にかけ、沸騰したら弱火で10～15分蒸す。

万能梅だれソース　こんにゃくがけ

老廃物を排出する効果が高く、整腸作用も強いこんにゃく。
心身を滋養する食材が勢ぞろいで、美容や疲労回復にGood。

材料〈2人分〉

梅干し…2個
刺身こんにゃく…100g
A 甘酒…大さじ2
　はちみつ…小さじ2

作り方

1 こんにゃくは水で洗って器に盛る。
2 たたいた梅干しと**A**を混ぜ、**1**にかける。

みょうが

温　辛

こんなときにおすすめ

- メタボ気味だ
- 胃腸の調子が悪い
- 生理不順や生理痛がある

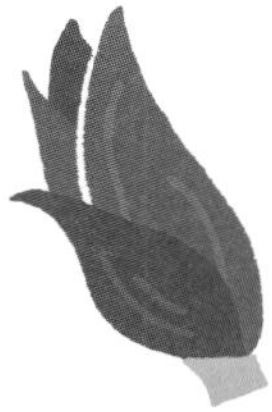

日本では昔から親しまれていた薬味の一つ。みょうがの辛味は発汗や血行を促し、気を巡らせる働きがあります。ストレスフルな状態にある人はみょうがのように薬味がもつ辛味を食べて、定期的にリフレッシュすることを心がけましょう。生理不順や生理痛にもいいとされています。

また、食物繊維も多く、メタボ予防にも効果的。冷たいものの飲みすぎで胃が弱ったときにもおすすめです。

おすすめの食べ方

香りが飛ぶのを防ぐため、食べる直前に切りましょう。

焼きみょうがのしょうがみそ焼き

焼いてしょうがと合わせて食べることで温め効果アップ！
こんがりしたみその香ばしさも食欲をそそります。

材料〈2人分〉

みょうが…4～5本

A
- みそ…大さじ2
- みりん…大さじ1
- しょうがのすりおろし…小さじ1

作り方

1. みょうがは縦半分に切り、合わせたAをぬる。
2. 魚焼きグリルで軽く焼く。

ゆるゆる養生メモ

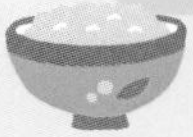

クローブはエナジーアップに最適！

インド料理などでよく使われるスパイスの一つ、クローブ。体を温めてエネルギーを発散させるため、活力アップに効果的！　冷えからくるお腹の痛みをやわらげてくれます。元気がない、食欲がないときにぴったりです。肉の煮込み料理やシチュー、カレーなどに使うのがおすすめです。紅茶と一緒に入れて煮出すと、甘い香りに癒されるお茶になります。

ごぼう

微涼　辛　苦

こんなときにおすすめ

- 目のかゆみ
- 喉の痛みやはれ
- 便秘がち

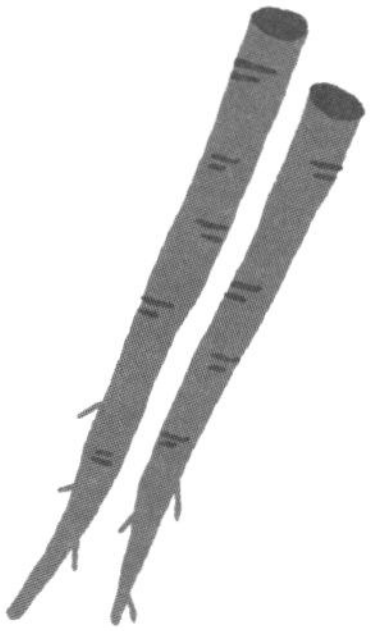

腸内環境を整えて花粉症を防ぐ効果も

中国では古来から、薬草として用いられてきたごぼう。水溶性・不溶性食物繊維がともに豊富で、腸内環境を整え、お通じの改善に効果的です。

　また、胃腸を整えながら、かつ炎症を抑える効果があるので、目のかゆみや鼻水といった花粉症などのアレルギー症状を緩和する働きも。喉の痛みやはれを取り除く力もあります。ごぼうは冬にも旬を迎えるので、花粉症が出る前の11~1月にもしっかり食べると、養生につながりますよ。

　ちなみに根菜は体を温めると思っている人が多いですが、必ずしもそうではありません。ごぼうもその一つで、微涼性なので、冷やすまではいきませんが、温める力はありません。冷えが気になる人は、体を温める作用をもったしょうがや唐辛子などのスパイスを加えて調理するといいですよ。

避けたい食べ方

たっぷりの食物繊維がミネラルの吸収を妨げるので、ミネラルの多い海藻や小魚と一緒に食べるのは控えましょう。

おすすめの食べ方

食物繊維がたっぷり。オイルと合わせて調理すると便秘解消効果が高まります。

ごぼうのおすすめレシピ

ごぼうの丸太煮

梅干しもお腹の調子を整えてくれる食材の一つ。
水を加えて煮込むとデトックススープになります。

材料〈2人分〉

ごぼう…1本

A
- 梅干し…2個
- 昆布…1枚（4×5cm）
- 酒、水…各50cc

作り方

1 ごぼうはたわしでこすり洗いし、7〜8cm長さに切って水にさらす。

2 鍋にすべての材料を入れて弱火にかけ、ふたをして20分ほど煮る。火を止め、冷めるまでそのまま置く。

鶏ごぼうのきんぴら

気を補って元気にする鶏肉と、胃腸を整えるごぼうの組み合わせ。
お弁当のおかずにもおすすめです。

材料〈2人分〉

ごぼう…1本
しょうが…1かけ
ごま油…大さじ1
鶏ひき肉…50g

A
- しょうゆ…大さじ2
- みりん…大さじ1
- 砂糖…小さじ1

作り方

1 ごぼうは斜め薄切りにし、重ねて細切りにして5分ほど水にさらす。しょうがは皮つきのまま細切りにする。

2 フライパンを中火にかけてごま油をなじませ、**1**のごぼうとしょうがを広げ入れて炒める。油が回ったら端に寄せてひき肉を加え、色が変わるまで炒める。

3 **A**を加えて炒め合わせる。

ゆるゆる養生メモ

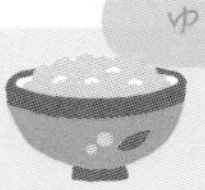

胃腸の弱りは肌をたるませる

梅雨どきは過度な湿度により、胃腸の不調が起こりやすいもの。中医学では、脾（消化器系）で作られる気には内臓や筋肉を引き上げる働きがあるとされています。胃腸が弱り、この力が弱ると肌は重力に負け、たるむのです。内臓下垂によるお腹ぽっこりも同様。お腹の調子が悪いときは特に焼肉のように味が濃くて油っこいものは控え、消化しやすく温かい食事をとりましょう。

みつば

平　辛　甘

こんなときにおすすめ

- 痰が多い
- ストレスが多い
- 肌荒れしている

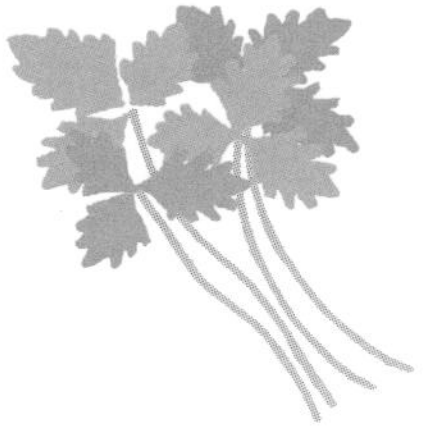

すっきりした香りのみつばは和食に欠かせない食材の一つ。その香りで気を動かし、巡りを促す効果があります。高ぶった神経を鎮めてイライラを抑えたり、憂鬱感を解消してくれるので、ストレスフルな環境にいる人は積極的に取り入れましょう。

また、気持ちをやわらげ、胃腸を元気にする作用もあります。ガスがたまりやすかったり、口の中がネバネバするといったときにもおすすめです。

おすすめの食べ方

日本ハーブのみつば。柑橘類と合わせると気の巡りと栄養を高めます。

みつば椀

みつばにだしのいい香りと旨味成分が合わさり、心を落ち着かせます。
かまぼこのたんぱく質で旨味も増します。

材料〈2人分〉

みつば…10 本
かまぼこ…1 ～ 2cm
だし汁…380cc
酒…大さじ 2

作り方

1 みつばは 3cm 長さに切る。かまぼこは 4 等分に切る。

2 鍋にだし汁を入れて温め、酒、**1** のかまぼこを加えて 1 分ほど煮る。みつばの茎を加えてからお椀によそい、葉をのせる。

みつばとツナのからしポン酢

みつばにからし、ポン酢と風味豊かな素材でリフレッシュ効果がアップ。
ツナとツナ缶の油がみつばの栄養の吸収を助けます。

材料〈2人分〉

みつば…1 束
ツナ缶（油漬け）…小 1 缶（70g）
からし…2cm
ポン酢…大さじ 1 ～ 2

作り方

1 みつばは熱湯でサッとゆでて水気をしぼり、4cm 長さに切ってさらに水気をしぼる。

2 **1**、残りの材料を混ぜ合わせる。

あずき

平　甘　酸

こんなときにおすすめ

- むくむ
- 疲れやすい
- 母乳が出づらい

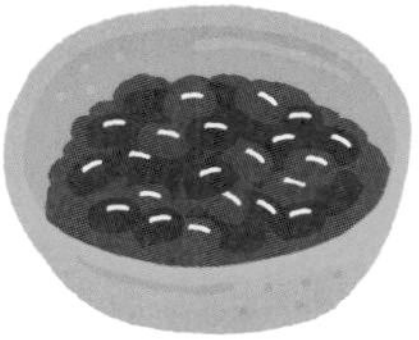

あずきは利尿作用が高く、不要物の排出やむくみの解消に効果的。水分の代謝が悪くて母乳が出づらい場合にも効果を発揮します。あずき自体はもちろん、あずきの煮汁も体にいいので、あずきを煮たあとは余すところなくいただきましょう。あずき200gは洗ってから煎り、1ℓの水と一緒に火にかけます。沸騰したら極弱火にしてふたをし、約1時間煮たらゆであずきの完成。あんこやおしるこにする際は砂糖は控えめに。

避けたい食べ方

あずきに含まれるリンは鉄分、カルシウムの吸収を妨げるので注意して。

おすすめの食べ方

塩はあずきと同様に水分の代謝を助けます。赤飯やおしるこに加える塩は甘みを引き立てる役割も。

あずきと黒米のご飯

あずきと黒米はどちらもアントシアニンが多く、老化防止に◎！
体の力を高めて、不要物の排出を促してくれます。

材料〈2人分〉

あずき…大さじ3
黒米…2合
塩…1つまみ
昆布…1枚（4×4cm）

作り方

1. 黒米は洗って、表示通りに浸水する。あずきは洗う。
2. 炊飯器に**1**を入れ、目盛りよりやや多めに水（分量外）を加える。塩を入れてひと混ぜし、昆布を加えて炊飯する。

あずき紅茶ぜんざい

体の老廃物を流してむくみを解消する作用がアップ。
紅茶は香りのよいアールグレイなどを使うと気巡りの効果も。

材料〈2人分〉

あずき（ドライパック）…1カップ
紅茶…2カップ
砂糖…適量

作り方

1. 紅茶を入れ、砂糖で好みの甘さにして冷やす。
2. あずきを加える。

さくらんぼ

温　甘

こんなときにおすすめ

- むくむ
- 関節痛や筋肉痛がある
- 疲れている

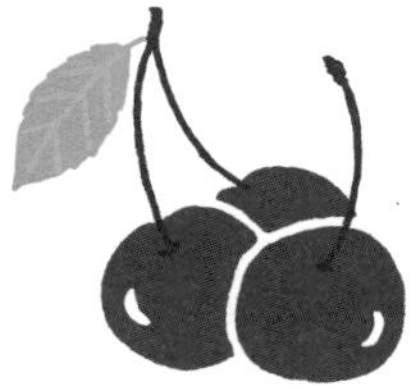

気を補い、胃腸の働きを整えてくれるさくらんぼ。フルーツの中では珍しく温性なので、必要以上に体を冷やす心配がなく、冷え性の方や妊婦さんにもおすすめです。腎を養って元気を回復するとともに、クエン酸効果で疲れを癒してくれる効果も！

梅雨どきは体に湿気がたまって重だるくなりがちですが、そうした過剰な湿気を取り除き、むくみや筋肉痛を解消する作用もあります。

おすすめの食べ方

同じく胃腸の働きを助ける酢とはちみつにつけると、かわいらしいピクルスに！

ココナッツチェリーフレーク

ココナッツはスーパーフード。フルーツながら温性で体を冷やしません。
気力を補い、疲れた心身を内側から回復させます。

材料〈2人分〉

さくらんぼ…10個
好みのフレーク…好きなだけ
牛乳（または豆乳）…適量
A ｜ ココナッツオイル、はちみつ…各大さじ1

作り方

1 さくらんぼは手で割って種を取る。
2 器にフレーク、1のさくらんぼを入れて牛乳を注ぎ、混ぜたAをかける。

さくらんぼの甘酒ドリンク

栄養価＆整腸作用をアップさせてくれる組み合わせ。
甘酒と合わせることで、気力やエネルギーを高めてくれます。

材料〈作りやすい分量〉

さくらんぼ…5個
A ｜ 甘酒…1カップ
　｜ レモン果汁…小さじ2

作り方

1 さくらんぼは種を取ってつぶし、空き瓶などふたのついた容器に入れる。
2 Aを加え、容器を振って混ぜる。

あんず

温　甘　酸

こんなときにおすすめ

- 口や喉が渇く
- 空咳が出る
- 便秘がち

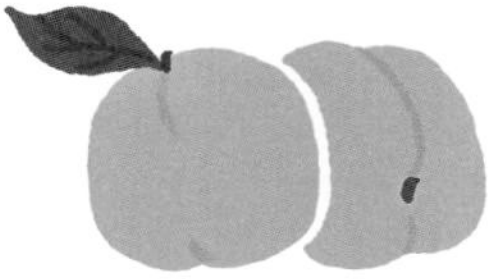

あんずの種は杏仁《きょうにん》といい、杏仁豆腐のあの味の素であり、漢方薬として使われます。肺を潤す力があり、咳を抑える作用があります。肌や喉の粘膜も潤うので、乾燥からくるトラブルや風邪の予防にも。食物繊維も豊富で、胃腸の働きをよくして、お通じを促してくれます。ほんのりとすっぱい香りには気を巡らせる効果もあり、リフレッシュにもＧｏｏｄ。甘味が凝縮した干しあんずを食べるのもいいですよ。

避けたい食べ方

酸性が強いため、一度に大量に食べるとお腹を壊すことも。また、種は生の状態だと毒があるので食べてはいけません。

あんずと白きくらげのシロップ煮

白きくらげも肺に潤いを与え、咳を抑える食材。
お好みで、氷砂糖と一緒に杏仁粉を加えてもいいですよ。

材料〈2人分〉

あんず…3個
白きくらげ…5g
氷砂糖
…1/2カップ（好みで増量可）
レモン（薄切り）…2～3枚

作り方

1. 白きくらげは15分ほど水で戻し、硬い部分があれば落とす。
2. 鍋に水500cc（分量外）と氷砂糖、**1**を入れて強火にかける。沸騰したら弱火にして30分煮る。
3. 皮をむいて半分に切ったあんずとレモンを加えて10分ほど煮て火を止め、そのまま冷ます（途中、水分が少なくなったら適宜水を足す）。

干しあんずのヨーグルトマリネ

あんず同様潤い効果が高いヨーグルト。胃腸の働きを整える効果も
倍増します。あんずはヨーグルトにつけておくことでふっくら食感に！

材料〈2人分〉

ドライあんず…6～8個
ヨーグルト（無糖）…200g
はちみつ（好みで）…適量

作り方

1. ヨーグルトの容器にあんずを入れ、冷蔵庫で一晩つける。好みではちみつをかけていただく。

アボカド

平　甘　酸

こんなときにおすすめ

- 便秘
- 疲れている
- 食欲がない

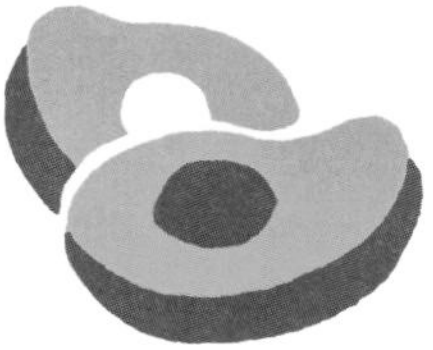

森のバターといわれるほど栄養豊富で人気が高いアボカド。気を補って体を元気にし、疲労回復や新陳代謝を促す作用があります。腸の粘膜を潤し、便通をよくする効果も。脂質が多いため、食べすぎには気をつけたいですが、適量なら胃腸の働きを補い、内臓下垂の改善や顔色をよくするといった美容面でもうれしい効果が期待できるでしょう。

　コレステロールを抑えるオレイン酸も豊富に含まれています。

おすすめの食べ方

半分に割って卵を落とし、トースターへ。しょうゆをたらしていただくと、栄養バランス抜群の一品に。

農家さんのアボカドライム

ライムとわさびが加わることで風味がより豊かになり、停滞した気持ちをすっきりさせます。 お通じもよくなりますよ。

材料〈2人分〉

アボカド…1 個

A ｜ ライム果汁…小さじ 4
　 ｜ わさび…少々

塩…少々

作り方

1 A を合わせてわさびを溶かす。

2 アボカドは食べやすく切って 1、塩をふる。

アボカドの唐辛子シュガー

ピリリとした唐辛子の風味が心をケアしてくれます。暑い日の疲労回復にもぴったり。

材料〈2人分〉

アボカド…1 個

レモン果汁…小さじ 2

A ｜ グラニュー糖…小さじ 2
　 ｜ 唐辛子粉…小さじ 1/4 ～ 1/2

作り方

1 アボカドは食べやすい大きさに切り、レモン果汁をふる。

2 合わせた A をつけていただく。

JULY

7月の
暮らしと食養生

冷たいものの食べすぎ・飲みすぎが不調の元に。
夏は外の暑さと、室内での冷えの対策がポイントになります。
過剰な熱はトマトやきゅうりなど
冷やす食材で取り除いて。

7月

JULY

外の暑さと室内の冷え 上手にバランスを取ろう

体のほてりは食材で冷まそう

梅雨が明けると、いよいよ本格的な夏の到来！ 輝く夏の日差しに心も開放的になりますね。

夏は心《しん》の季節とされ、暑さが厳しくなるにつれて心はオーバーワークになっていきます。過剰な熱を逃すために発汗しますが、そうすると今度は血がドロドロして流れにくくなり、ますます心に負担がかかる……ということに。ですから食養生では過剰な熱を排出し、心を助ける夏野菜や果物をしっかり食べることがポイントです。

きゅうりにトマト、スイカと、この時期とれる野菜や果物には、余分な熱を取る性質をもっているものが多く見られます。こうした食材はイライラ、怒りっぽいなど、熱がこもって起こるトラブルに効果てきめん！ 熱がこもって興奮し、眠れない人は、夕食のデザートにスイカをいただくのがおすすめ。ただ、体を冷やしすぎるのを防ぐため、常温で。その方が甘味を強く感じられます。

暑さで氷入りの冷たい飲み物やかき氷がおいしく感じる季節ですが、中医学的に見ると過剰な熱は食材で取り除くのがベスト。冷房が効いた部屋で冷えたビールを飲み、週末は焼肉でスタミナをつけて……という暮らしをしていると、痰湿《たんしつ》（P41）というドロドロした不要物が体内にたまります。ストレスを解放するための息抜きは大事ですが、それが習慣にならないよう気をつけましょう。

体質別今月のおすすめ食材

気虚タイプ
- いちじく→P154
- マグロ→P159

血虚タイプ
- トマト→P150
- マグロ→P159

陰虚タイプ
- トマト→P150
- ピーマン・パプリカ→P152
- いちじく→P154
- 桃→P156
- ズッキーニ→P158

気滞タイプ
- ピーマン・パプリカ→P152
- いちじく→P154
- メロン→P154
- 桃→P156
- こんにゃく→P162
- オクラ→P163
- カルダモン→P163

今月起こりやすい不調

不調① 夏の冷え

夏の暑さといっても、よく考えると現代人が炎天下で過ごす時間は昔と比べて圧倒的に少ないもの。農作業など外で働いている方を除いて、実際は一日中冷房が効いた室内にいる人が多いのではないでしょうか。

特に会社や駅、デパートといった公共の場は冷房が低い温度に設定されていることが多く、夏でも冷えに悩む女性は少なくありません。体を冷やさないようカーディガンやひざ掛けなどで、あらかじめ防寒しておくことと合わせて、夏場でも体を温める食材を意識して食べるといいでしょう。特に、しょうがやみょうがといった薬味はおかずに添えて、ちょっとつまむのにいいですね。ちなみに桃は食べても胃腸を冷やさない温性のフルーツなので、妊婦さんや冷え症の方には特におすすめです。

不調② 熱中症

近年は、熱中症防止のため喉が渇く前に水分補給しましょうと盛んにいわれますが、冷えた室内にいるのであれば過度な補給は必要ありません。冷房で室温をコントロールする、夜は早めに眠ってきちんと休息する、栄養バランスのいい食事をとるなど、そもそも熱中症が起こらない環境を整えることが何より大事です。スイカやトマト、きゅうりといったみずみずしい食材を食べるのも◎。過剰な水分摂取は秋〜冬の不調につながるので、今から気をつけて。

瘀血タイプ

ししとう→P153
いちじく→P154
ターメリック→P155
桃→P156
こんにゃく→P162

痰湿タイプ

トマト→P150
ししとう→P153
メロン→P154
きゅうり→P155
ズッキーニ→P158
スイカ→P158
緑豆春雨→P160

今月積極的にとりたい食材

トマト

微寒　甘　酸

こんなときにおすすめ

- 食欲不振
- 夏バテしている
- 喉が渇く

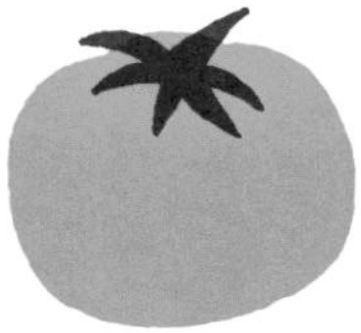

体に潤いを与え こもった熱を追い出す

体にたまった熱を逃し、不足している潤いを与え、喉の渇きを癒してくれるトマト。自律神経の乱れから起こる多汗の症状にも効果的。夏バテの解消にも最適な食材です。

微寒性で体を冷やす働きがあるため、冷え性の人はせめて加熱して食べましょう。胃の働きを整えて食欲を促し、消化を促進する効果も期待できるので、暑さで食欲が落ちているときにもいいでしょう。

肝《かん》を養い、興奮を鎮めるので、イライラにもおすすめ。赤色の元であるリコピンは高い抗酸化作用をもち、生活習慣病の予防にも一役買ってくれます。

もちろんミニトマトにも同様の効能があります。熱でオーバーヒートする前に、ぜひ積極的にトマトを食べて、体に涼を与えてくださいね。

おすすめの食べ方

抗酸化作用が強いオリーブオイルと一緒に食べると、紫外線から肌を守る効果が高まります。

トマトのおすすめレシピ

トマトのすだちマリネ

胃腸の働きもよくするすだちと合わせ、夏バテ解消に。
トマトから出るビタミンCたっぷりのエキスも飲み干して。

材料〈2人分〉

トマト…2個
粗塩…少々
すだち（または好みの柑橘）…1個

作り方

1 トマトはくし型切りにする。塩をふってすだちをしぼり、冷蔵庫で1時間以上冷やす。

フレッシュトマトのミネストローネ

オリーブオイルと合わせてトマトの抗酸化作用がアップ！
豆類は足りない気を補い、暑さで落ちた元気を養ってくれます。

材料〈2人分〉

ミニトマト…1/2パック
玉ねぎ…1/2個
オリーブオイル…大さじ2
塩、こしょう…各少々
ミックスビーンズ缶…1缶（110g）
A　水…2カップ
　　顆粒鶏ガラスープの素…大さじ1

作り方

1 トマトと玉ねぎはざく切りにする。
2 鍋を中火にかけてオリーブオイルをなじませ、玉ねぎを入れる。塩をふり、しんなりするまで炒める。トマトを加え、さらに5分ほど弱火で炒める。
3 豆と**A**を加えて10分ほど煮込み、塩、こしょうで味をととのえる。

トマトチリ卵

辛い味つけと加熱によって、トマトの冷やす性質を緩和します。
栄養価の高い卵を加えておいしさも増し、夏バテ防止に。

材料〈2人分〉

トマト…2個
卵…3個
塩、こしょう…各少々
A　トマトケチャップ…大さじ2
　　酒…大さじ1
　　顆粒鶏ガラスープの素、豆板醤（またはタバスコ）…各小さじ1/2
サラダ油…大さじ1

作り方

1 トマトは乱切りにする。卵を割って塩、こしょうをふり、溶く。
2 フライパンを強火にかけ、サラダ油をなじませる。**1**の卵をふんわり焼いて取り出す。
3 **2**のフライパンに合わせた**A**を入れ、**1**のトマトを加えてからめる。**2**の卵を入れて炒め合わせる。

ピーマン・パプリカ

平　辛　甘

こんなときにおすすめ

- 食欲がない
- イライラや不安がある
- PMS がひどい

気の巡りを促し イライラをやわらげる

ピーマンとパプリカの中医学的な効能はほぼ同じ。肝に働きかけて停滞した気の巡りを改善するので、気持ちを落ち着け、ストレスから起こる頭痛もやわらげます。

イライラや気分の落ち込みにも効果あり。胸が張る、頭痛や便秘といった気の巡りが悪くなることで起こるＰＭＳの軽減にもつながります。

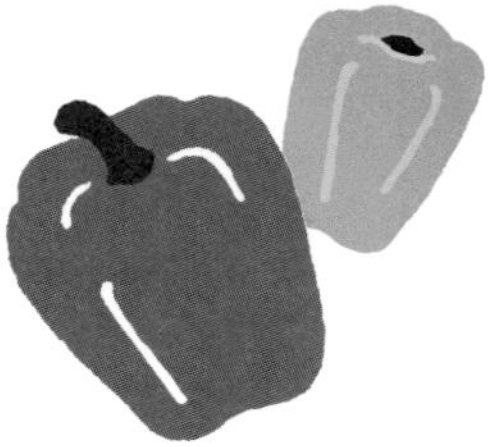

また、緑や赤、黄といった色素自体に抗酸化作用があり、高血圧やがんなどの生活習慣病予防にも有効です。

ビタミンＣをはじめとするビタミン類やミネラルを豊富に含んでおり、血管を丈夫にする働きもあります。コレステロール値が高い人にもおすすめです。

疲労回復を担い、皮膚を健やかに保ってくれるので、紫外線などのダメージが気になるこの季節には特に食べたい野菜です。

おすすめの食べ方

赤パプリカにはβ-カロテンとカプサイシン、黄パプリカはビタミンCとルテインが豊富。β-カロテンは油で調理すると体への吸収率が高まります。

ピーマン・パプリカのおすすめレシピ

ピーマンのたらこ炒め

たらこに含まれるナイアシンは血行促進に効果的。
ピーマンと合わせて頭痛や冷え性の緩和に◎。

材料〈2人分〉

ピーマン…3個
たらこ…1/2腹
ごま油…大さじ1
しょうゆ…少々

作り方

1 ピーマンは縦細切りにする。たらこはほぐす。
2 フライパンにごま油をなじませ、ピーマンをさっと炒める。たらこを加えて炒め、しょうゆで味をととのえる。

パプリカのスパイスオイル

にんにくが合わさることで疲労回復＆スタミナ補給効果がアップ！
クミンは美肌効果が高く、日焼けのダメージを癒します。

材料〈2人分〉

パプリカ…1個
塩…少々
A にんにくのすりおろし、オリーブオイル、クミン（あれば）…各少々

作り方

1 パプリカは薄切りにし、塩でもむ。
2 小鍋に合わせた**A**を入れて火にかけ、香りが出たら**1**と合わせてなじませる。

ゆるゆる養生メモ

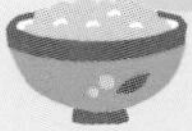

夏に向けてたくさん食べたい、ししとう

体を温め、冷えの解消に有効なししとう。お腹を温めて、胃腸の働きを整えてくれます。食欲アップにも効果的。また、視界をクリアにし、目の疲れをやわらげる働きもあります。さらに、ビタミンCも豊富なので紫外線が強いこの時期にぴったり！　脂溶性のカロテンが含まれていて、油と一緒に調理すると吸収率が高まるのでおすすめです。

いちじく

平　甘

こんなときにおすすめ

- 肌が乾く
- 便秘がち
- 喉が渇く、痛い

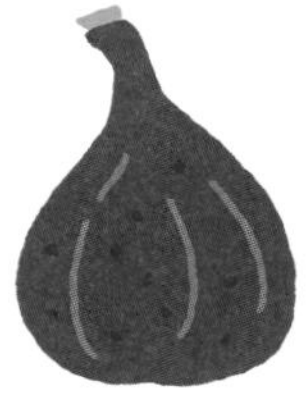

おすすめの食べ方

いちじくをコンポートにするときは砂糖の代わりに氷砂糖を使うと喉の不調を癒す効能が高まります。

そのまま食べるのはもちろん、サラダやあえ物など料理に使ってもおいしいいちじく。古代ローマでは不老不死の果実とされていたそうです。豊富な食物繊維を含み、お通じ改善に有効。粘膜や肌を潤し、咳や便秘を解消します。胃腸を整え、潤いを補ってくれるので、食欲低下、乾燥からくる空咳にはうってつけ。更年期の女性にもよく、母乳の出もよくするといわれています。鉄分も多いので、血が足りないときにもおすすめです。

蒸しいちじくのごまだれ

同じく潤い補給＆便秘解消にもいいごまやメープルシロップを合わせて。材料が揃わなければ、いちじくを蒸すだけでもおいしいです。

材料〈2人分〉

いちじく…大２個
クコの実（あれば）…大さじ１
レモンなどの柑橘果汁…小さじ４
A
ねりごま…大さじ２
メープルシロップ…小さじ２～３
しょうゆ…小さじ１

作り方

1 耐熱容器に、皮をむいたいちじくとクコの実を1/2量ずつ入れる。柑橘の果汁を加え、ラップかふたをする。

2 水を張ったフライパンに**1**を入れてふたをし、中弱火で７～10分蒸す。混ぜた**A**をかける。

ゆるゆる養生メモ

メロンは体を潤し水はけをよくする

メロンは水はけをよくする利水作用に優れ、体内の余分な水分を排出します。体液を補い、胃腸の粘膜を潤すので、便秘解消にも効果的。寒性で過剰な熱を冷ますので、夏の暑さで起こりがちなのぼせやイライラにも効果的。

きゅうり

寒　甘

こんなときにおすすめ

- 熱っぽい
- むくむ
- 便秘がち

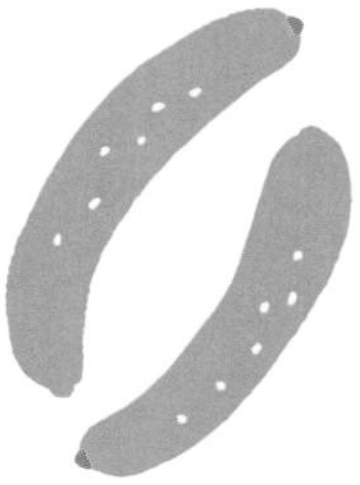

80%以上が水分でカロリーが低く、夏にふさわしい薬効をもっているきゅうり。体を冷まし、こもった熱を外に出し、喉の渇きや痛みをやわらげてくれます。たっぷりの水分で体が潤うので、潤いの不足で起こりやすい便秘の解消にも効果的。カリウムを多く含み、血圧を正常に保つサポートをしてくれます。

利尿作用が強いため、水分の代謝を促し、尿の出をよくしたり、むくみの解消にも役立ちますよ。

おすすめの食べ方

生で食べる印象が強いですが、加熱調理してもおいしい。みそ汁やスープに入れたり、炒め物にしても。

きゅうりのとも酢あえ

酢は発汗による消耗を防ぐのできゅうりと同様、夏にぴったり。
暑い日はおやつ代わりにつまむのもおすすめです。

材料〈2人分〉

きゅうり…大1本
塩…2つまみ
A｜酢…小さじ1
　｜みそ…小さじ1/2
かつお節…適量

作り方

1 きゅうりは長さを横半分に切る。片方は蛇腹に切り込みを入れて2cm厚さに切って軽く塩もみし、水気をきる。もう片方はおろして軽く水気をきり、Aを混ぜる。
2 器に盛り、かつお節をのせる。

ゆるゆる養生メモ

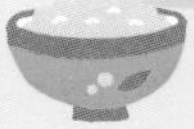

カレーでおなじみ、ターメリック

ターメリックはインド原産のしょうがの仲間で、別名はウコン。鮮やかな黄色が特徴で、カレーの色付けにも使われます。肝機能を強くし、アンチエイジングにも効果的です。

少量の牛乳を鍋で温め、ターメリックとメープルシロップを混ぜてから全量の牛乳と合わせたゴールデンミルクは温め効果抜群で、夏の冷えにもおすすめです。

桃

温　甘　酸

こんなときにおすすめ

- 乾燥が気になる
- コレステロール値が高い
- 生理痛がひどい

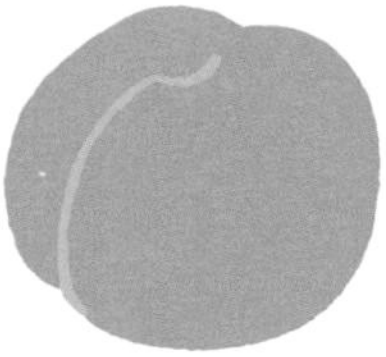

「仙人の果物」と呼ばれさまざまな薬効も

桃は果物にしては珍しく体を温める性質があるので、過剰に冷やす心配がなく、冷え性の方や妊婦さんにもおすすめできるフルーツ。昔から葉はあせもや湿疹に効く薬草とされ、種は血行をよくする生薬として、薬膳で使用されてきました。

中医学的に見ると、桃は血の巡りをよくし、月経痛や肌トラブルの改善に効果的です。腸を潤して胃腸の働きを整えるため、お通じをよくする効果も。乾燥からくる咳や口の渇きを軽減する効果もあります。

また、水溶性の食物繊維を含んでいるため、血糖値やコレステロール値を抑える働きも期待できます。

桃はやや高級なフルーツですが、缶詰はシロップ漬けで砂糖が大量に使われているので、食べるときは生のものがベストです。

おすすめの食べ方

紙袋にりんごと一緒に入れておくと、熟成が早まります。

桃のおすすめレシピ

ホタテと桃のカルパッチョ

桃が血の巡りをよくし、ホタテの精神を安定させる作用を助け、
メンタルを元気に。胃腸にやさしく、喉の渇きも癒します。

材料〈2人分〉

桃…大１個
ホタテ（刺身用）…6 個
A
- オリーブオイル…大さじ１
- りんご酢（なければ酢）…小さじ２～３
- 塩、こしょう…各少々

ミント（好みで、またはバジル）…少々

作り方

1 ホタテは横半分にスライスし、桃も同じくらいの大きさに切り、一緒に器に盛る。

2 **A** を合わせて **1** にかける。好みで刻んだミントをのせる。

桃のピンクコンポート

きれいなピンクがおだやかな気持ちにさせてくれます。
氷砂糖入りのシロップごといただけば、咳を鎮める効果も。

材料〈2人分〉

桃…2 個
A
- 氷砂糖…大さじ２～３
- レモン果汁…1/2 個分

作り方

1 桃は皮ごと半分に割って小鍋に入れ、かぶるくらいの水（分量外）を加えて火にかける。**A** を加えてやさしく煮て、そのまま冷ます。

2 食べるときに桃の皮をむく。

桃とえびの白あえ

桃のビタミン＆えびのカロテンで美肌効果抜群！
豆腐のたんぱく質も健康な肌作りに一役買ってくれます。

材料〈2人分〉

桃…大１個
むきえび…6 ～８尾
A
- 豆腐…1/2 丁
- 練りごま（すりごまでも）…大さじ１
- 白みそ…小さじ２～３
- めんつゆ…小さじ１～２

作り方

1 むきえびは塩ゆでしてザルに上げる。桃は食べやすく切る。

2 ボウルに **A** を合わせてなめらかになるまで混ぜ、**1** をさっくりあえて器に盛る。

おすすめの食べ方

黄色いズッキーニは柔らかいので、生食もおすすめです。花は詰め物をしてフリットに。

ズッキーニ

寒　甘

こんなときにおすすめ

- 熱がこもる
- 喉が渇く
- イライラする

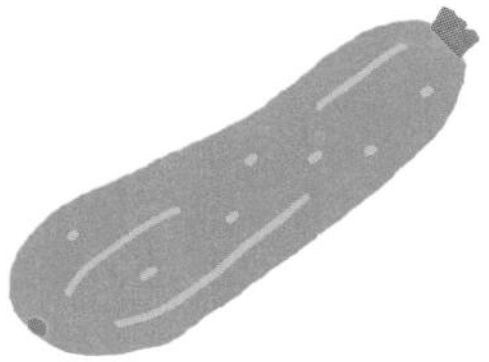

ズッキーニは西洋かぼちゃの一種です。余分な熱を冷ます力が強く、過剰な熱から起こるイライラやほてり、のぼせの改善に有効です。

熱っぽさを抑えると同時に、体に潤いを与えてくれるので、肺や喉の乾燥から起こる空咳や喉の渇きも癒してくれます。

肌もみずみずしく整え、美肌効果も抜群！　胃腸の働きを正常にするとともに、膨満感《ぼうまんかん》の改善にも役立ちます。

ズッキーニのジョン

ストレス緩和にいい卵と合わせて、イライラなどメンタルを整える効果がアップ！

材料〈2人分〉

ズッキーニ…大１本
小麦粉…適量
サラダ油…大さじ１
A｜溶き卵…１個分
　｜塩、こしょう…各少々

作り方

1 ズッキーニは厚めの輪切りにして小麦粉をまぶし、余分な粉は落とす。
2 フライパンにサラダ油をひいて中火で熱し、**1**を**A**の卵液にくぐらせて焼く。卵液が余ったら、焼いているズッキーニにたらして一緒に焼く。

ゆるゆる養生メモ

スイカは体の熱を冷ます夏の王様！

夏の代表的な食材の一つで、心身のクールダウンに効果的。中国の暑い地域では頻繁にスイカを食べるのだとか。喉の渇きを鎮めるため、たくさん汗をかいた後にもぴったりです。利尿作用も高く、余分な水分を排出してむくみ解消にも効果的です。梅干しと一緒にジュースにすると、夏の疲れを癒すエナジードリンクに。白い部分も薬効が高く、浅漬けにするとGood！

マグロ

温　甘

こんなときにおすすめ

- 元気がない
- 足がつる
- 抜け毛が多い

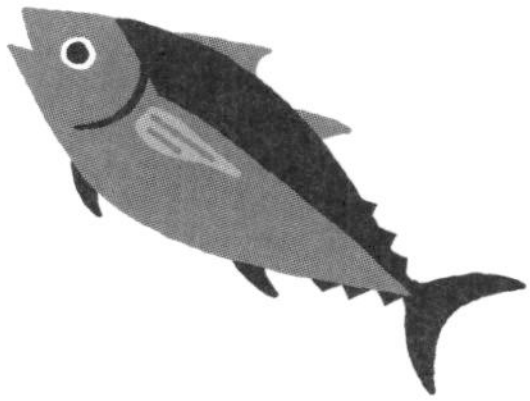

マグロは気や血を補い、体を温める働きがあります。良質なたんぱく質が多く、疲れやすい、元気がない人におすすめ。アンチエイジングや体力アップに効果的です。筋肉にしっかりと栄養を行き渡らせ、足のつりや手足のしびれといった症状を抑える働きも。血は髪にも影響していて、「髪は血の余りに」という言葉があるほど。不足すると抜け毛や乾燥につながります。補血の力をもつマグロは髪のトラブルにも効果あり。

おすすめの食べ方

血合いに鉄やビタミンA、Dなどの栄養が豊富。しょうゆやしょうがで漬けにしたり、酒を加えた熱湯でゆでると食べやすい。

ノンオイルのマグロステーキ

マグロは加熱すると温め効果がさらにアップ。たっぷりのレモンが鉄分の吸収を促します。

材料〈2人分〉

マグロのさく…150g
塩…3つまみ
A　玉ねぎ（薄切り）…1/3個
　ポン酢…大さじ2
　黒すりごま、レモン果汁
　　…各小さじ2

作り方

1 マグロは全体に塩をふる。
2 フライパンを中火でしっかりと熱し、**1**のマグロを並べ、表面に焦げ目がつくように転がしながら焼く。1cm大に切って器に盛り、合わせた**A**をかける。

ゆるゆる養生メモ

マグロのユッケもおすすめ

同じくマグロの刺身で作れるユッケをご紹介。薬味たっぷりで、夏の疲れを癒すスタミナ満点の副菜です。

マグロ150gは角切りにし、しょうゆ大さじ1、みそ・砂糖・ごま油各小さじ1、にんにくのすりおろし小さじ1/2、小口切りの万能ねぎ大さじ3とあえます。好みで卵黄を添えると、卵のもつ豊富な栄養で、ますます滋養強壮効果が高まります。

緑豆春雨

寒　甘

こんなときにおすすめ

- 夏バテしている
- 熱っぽい
- 吹き出物や口内炎がある

休みなく働く心を癒し こもった熱を取り去る

ただでさえ休みなく働いている心《しん》ですが、夏は暑さでさらに負担がかかります。緑豆はそんな心にこもった熱を冷まし、癒してくれる食材。香港や台湾などではデザートなどでよく食べられますが、日本だと緑豆自体になじみがない人も多いので、緑豆春雨や緑豆もやしで摂取するといいでしょう。

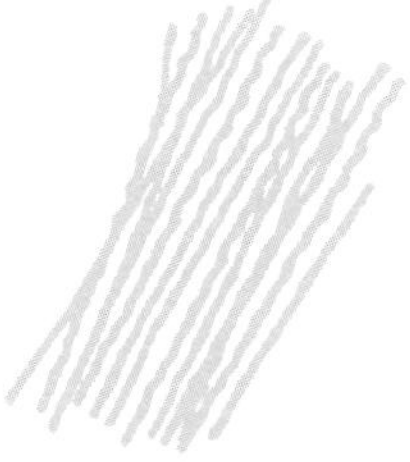

緑豆には、体内の余分な水分を排出する働きもあります。冷たいものの飲みすぎで水分がたまりがちな夏にはまさにうってつけの食材ですね。胃にこもった過剰な熱を取り除く作用もあり、食べすぎや口が渇くといった症状の改善に役立ちます。

アルコールを解毒する作用もあるので、飲みすぎた翌日にもいい食材。温かいスープにしていただくと、冷房で冷えてかたまりがちな体も温まりますし、気持ちも落ち着きます。

おすすめの食べ方

炒め物に使うときはゆでたあと、水で洗って締めるとコシが出ます。また、油で炒めてから調味料を加えると、春雨がおいしいだしをグングン吸います。

緑豆春雨のおすすめレシピ

春雨と納豆の香りあえ

春雨＋納豆で整腸作用が抜群！　香りで気の巡りをよくします。

材料〈2人分〉

緑豆春雨…20g
みょうが…1本
しそ…5枚
納豆…1パック
ポン酢…大さじ1〜2
ごま油…小さじ1

作り方

1 春雨は袋の表示通りに戻し、細かく切る。
2 みょうがは縦に薄切りに、しそは細切りにして水にさらし、ザルに上げる。
3 **1**と**2**、残りのすべての材料を混ぜる。

春雨とゴーヤのさっぱりサラダ

ゴーヤ×ツナの油でカロテンの吸収率アップ。疲労回復効果も抜群！

材料〈2人分〉

緑豆春雨…30g
ゴーヤ…1/2本
塩…少々
A
マヨネーズ…大さじ2〜3
レモン果汁…小さじ2
めんつゆ（3倍濃縮）…小さじ1
ツナ缶（油漬け）…小1缶（70g）

作り方

1 春雨は袋の表示通りに戻す。ゴーヤはごく薄切りにして塩もみし、水にさらして水気をしぼる。
2 ボウルに**A**を合わせ、**1**とツナ缶をオイルごと加えてあえる。

汁なし春雨サンラータン

緑豆と同じく、パクチーや鶏肉も胃の働きをよくします。

材料〈2人分〉

緑豆春雨…30g
ごま油…大さじ1
パクチー（みつばでも）…5〜6本
しょうが、にんにく…各1かけ
鶏ひき肉…130g
A
酢…大さじ1と1/2
酒、みりん、しょうゆ…各大さじ1
砂糖…小さじ2
ラー油…少々

作り方

1 春雨は袋の表示通りに戻し、ごま油小さじ1をなじませる。パクチー、しょうが、にんにくは刻む。
2 フライパンを中火にかけ、残りのごま油をなじませる。しょうがとにんにく、ひき肉を入れて炒め、**A**で味つけする。
3 器に春雨を盛り、**2**をかけて**1**のパクチーをのせる。

こんにゃく

寒　辛　苦

こんなときにおすすめ

- むくむ
- 体臭がある
- 便秘がち

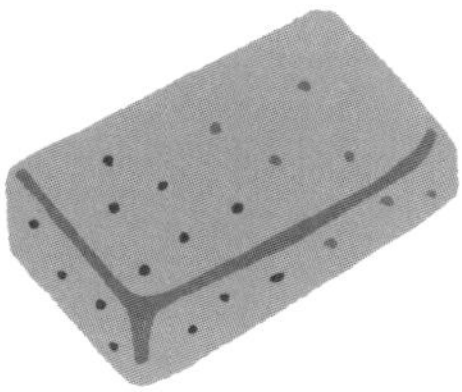

体臭は不要なものが体内にたまったり、熱がこもることで生まれます。甘いもの、辛いものの食べすぎやストレスが多い人は要注意！　こんにゃくは熱を冷まし、利尿作用によって水分の代謝を活性化。〝お腹の掃除機〟といわれるほど整腸効果が高く、グルコマンナンという食物繊維が腸内の毒素や老廃物の排出を促し、胃腸の調子を整えます。腸内をデトックスし、膀胱炎《ぼうこうえん》や尿路結石の改善もサポートしてくれますよ。

おすすめの食べ方

こんにゃくは手綱にしたり、手でちぎると断面が増え調味料がしみやすい。調味料を2、3回に分けて加えるのもポイント。

こんにゃくとにらのかみなり炒め

排出力が強いにらと合わせて、腸を大掃除します。

材料〈2人分〉

こんにゃく…1枚
にら…10本
A　ごま油…大さじ1
　　赤唐辛子（種を取ってちぎる）…2本
しょうゆ…大さじ1と1/2
かつお節…1パック（5g）

作り方

1 こんにゃくは下ゆでし、水で洗ってスプーンでちぎる。にらは粗みじん切りにする。
2 フライパンを中火にかけてAを入れて油をなじませ、こんにゃくを炒める。しょうゆを2、3回に分けて加えて味をなじませ、にらを加えて炒め合わせる。
3 仕上げにかつお節を加え、なじませる。

ゆるゆる養生メモ

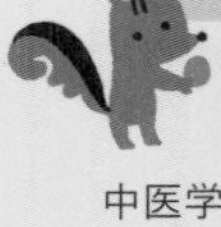

冬の冷えは夏に解消！

中医学には「冬病夏治《とうびょうかち》」という言葉があり、冬の冷えは夏の暑さ（陽気）で回復すると考えます。夏はたくさん汗をかきますが、潤いは水分ではなく食材で補って。きゅうり、トマトは潤い補給率が高く、食べやすい食材。こうした食材で潤いを蓄えておくと、冬の寒さに負けない体になります。

オクラ

平　甘　苦

こんなときにおすすめ

- 便秘がち
- 疲れている
- 夏バテしている

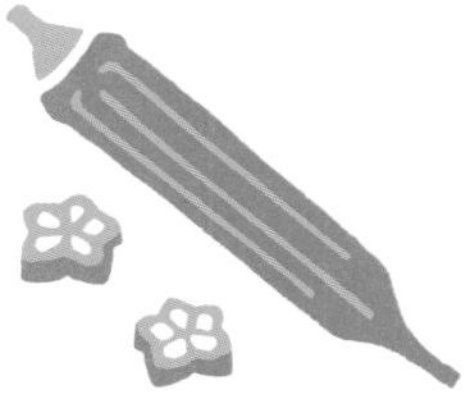

独特の粘り気がおいしいオクラ。ビタミンや食物繊維が豊富で、栄養たっぷり。粘りを生み出す成分・ペクチンは血糖値の上昇をゆるやかにする効果が。中医学的に見てもオクラは体の熱を抑え、血液以外の水分を補ったり、血の巡りをよくしたりする働きがあります。胃腸を潤して消化を促し、便を出しやすくする効果も。疲労回復や滋養強壮作用もあるので、長引く暑さに疲れてきたらオクラで元気を補給しましょう。

おすすめの食べ方

種が出るくらい柔らかくゆでてたたくと、粘りがアップ。納豆に加えると便通効果も増します。

オクラのグリル

疲労回復やお通じの改善にぴったりなオクラ。オイル効果でますます便を出しやすく！

材料〈2人分〉

オクラ…10本
塩…適量
A　ごま油（またはオリーブオイル）…大さじ1と1/2
　にんにくのすりおろし…小さじ1/2
　塩…2つまみ

作り方

1 オクラは塩をふって板ずりする。ガクをむき、洗って水気をふく。
2 熱した魚焼きグリルに1を並べて焼く。合わせたAをつけていただく。

ゆるゆる養生メモ

リフレッシュにいい“香りの女王”、カルダモン

　レモンのような芳香が魅力のカルダモン。カレーやお菓子の香りづけに使われます。気を巡らせて、お腹を温めるので、冷房や冷たい飲み物のとりすぎで胃腸が弱りやすいこの時期にぴったり。普段使いするなら炒め物が便利。油に加えて、カルダモンの香りを移してから食材を加えるといいですよ。

ゆるゆる養生コラム

舌であなたの体質がわかる！

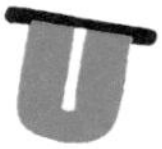

中医学では「舌は内臓の鏡」といい、
特徴から六つの体質（P18）のどれに傾いているか
知ることができます。
以下のチェックリストで、
今の自分の舌をチェックしてみましょう！

気虚タイプ

- □ 淡いピンク色をしている
- □ 歯型がついている
- □ 全体的に厚く、大きい

陰虚タイプ

- □ 濃い赤色をしている
- □ コケはないか、少ない
- □ 表面にヒビや割れ目がある

血虚タイプ

- □ 白っぽい色をしている
- □ 全体的に薄く、小さい
- □ うっすらと白いコケがついている

気滞タイプ

- □ 舌の両側や先端が赤い
- □ 中央に白または黄色いコケがついているときもある
- □ 歯型は少ない

瘀血タイプ

- □ 紫色をしている
- □ 紫色の斑点がある
- □ 舌の裏の血管が太くて目立つ

痰湿タイプ

- □ 舌の縁に歯型がついている
- □ 全体的に厚みがあり、大きい
- □ 白または黄色いコケがびっしりついている

AUGUST

8月の
暮らしと食養生

夏バテが起こりやすいとき。
豚肉のように体に元気と潤いを与える食材がおすすめです。
そろそろ秋に向けての準備も始めましょう。

8月

AUGUST

適度な発汗で健康維持
徐々に気持ちは秋へ

発汗＆食養生で夏バテ防止

連日続く暑さによる疲れや、冷房による冷えの不調が積み重なり、体調を崩す人が増える時期です。外は夏真っ盛りですから、暑さへのケアと、室内では冷やさないようにするケア、両方のバランスを取るのはなかなか大変ですよね。

ただ、この時期に覚えておきたいのは、汗をかくことをいとわないということ。メイクが崩れたり、衣服が肌に張り付いて不快だったりと、確かに汗はわずらわしいかもしれません。でも、汗をかくのは自然な生理現象ですし、汗をかくことで体温を調節したり、新陳代謝を高めたりしています。ですから汗をかかない・かけないというのも、体にとっては負担となるのです。暑くてもシャワーだけですませず、湯船につかって汗を流すのも◎。これは汗が出づらい冷え性の人にもおすすめです。

そして、外は夏真っ盛りではあるものの、暦の上では立秋を迎え、8月はもう秋に分類されます。四季の巡りで見ると、秋は収穫の時期。夏の間にたくさん行動した中から得たものを見つめ、その中からさらにしぼり、深めていくような時期になります。

「あれもやらなきゃ」「これもやりたい」と外向きになっていたエネルギーを内側に向け、少しずつ活動量を減らすことを意識するといいでしょう。

体質別今月のおすすめ食材

気虚タイプ
豚肉→P172
枝豆→P174
しょうが→P175
たこ→P180
ヨーグルト→P182

血虚タイプ
豚肉→P172
枝豆→P174
しじみ→P178
たこ→P180
ヨーグルト→P182

陰虚タイプ
ゴーヤ→P170
豚肉→P172
昆布→P179
たこ→P180
空芯菜→P181

気滞タイプ
とうもろこし→P168
にんにく→P171
ヨーグルト→P182

今月起こりやすい不調

不調① 体臭

　夏は汗による体臭が気になる時期でもありますね。中医学の考えでは、体臭は体に痰湿《たんしつ》といわれる不要物が蓄積したり、熱がこもることによって発生するとされています。もともと熱がこもりやすい痰湿タイプ（P40）の人は、特に水分のとりすぎや甘いもの、油っこいもののとりすぎに注意を。代わりにとうもろこしやゴーヤ、枝豆、なすといった体の水はけをよくする食材を積極的に食べましょう。

不調② 夏バテ

　暑い時期は心《しん》に負担がかかる時期ですが、その負担が解消されないまま疲労が蓄積すると、相関関係にある肺に影響が及びます。すると、肌の乾燥や便秘といった症状が現れることも……。どこかすっきりしない、本調子ではない感覚を夏バテと感じる人もいるでしょう。夏バテには豚肉やいも類、豆類といった気を補う食材が有効です。

　また、冷え性にしても暑がりにしても、体質は昨日、今日作られるものではなく、これまでの生活習慣の結果。一日、二日でよくなると思わず、暮らしの中でできることを継続することが何より大切です。冷え体質の人は氷入りの飲み物や生ものを控え、外出の際は羽織るものを一枚カバンに入れておきましょう。手首・足首といった「首」がつく場所は露出しないことも温め効果がありますよ。

瘀血タイプ
とうもろこし→P168
にんにく→P171
なす→P176
ブルーベリー→P170
ヨーグルト→P182

痰湿タイプ
とうもろこし→P168
ゴーヤ→P170
枝豆→P174
しょうが→P175
しじみ→P178
昆布→P179
空芯菜→P181

今月積極的にとりたい食材

とうもろこし

平　甘

こんなときにおすすめ

- むくむ
- 便秘がち
- 疲れている

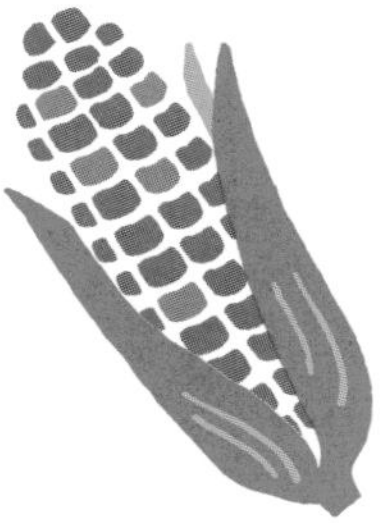

余分な水分を排出し体の重だるさを解消

蒸してもおいしいとうもろこしは米、麦に並ぶ世界三大穀物。糖分が高く、エネルギー補給源になります。

胃腸の働きを整え、気力を養う働きがあります。疲れなどで胃が重く感じるときはとうもろこしを適量よく噛んで食べると効果的です。

また、とうもろこしのひげは生薬として使われるほど利尿作用が強く、尿を出して痛みを取るという働きがあります。とうもろこし自体も水分の代謝を促し、むくみや体の重だるさの解消に一役買ってくれます。中皮を残してレンジ（600W）で3~5分温めれば、手軽に蒸しとうもろこしが楽しめます。ちなみにひげの数ととうもろこしの粒の数は一致するので、たっぷりひげが付いているものを選ぶといいですよ。ひげを煎じたお茶（P171）は常飲するとむくみの予防にも効果的です。

おすすめの食べ方

とうもろこしご飯などにする際は、芯を一緒に入れると甘みが増します。

とうもろこしのおすすめレシピ

焦がしじょうゆのもろこしご飯

お米ととうもろこしが胃腸の働きをしっかり整えます。

材料〈作りやすい分量〉

とうもろこし…2本
米…2合
しょうが…2かけ
しょうゆ…小さじ4
昆布…1枚（4×4cm）
バター…大さじ1

作り方

1 米は洗って30分水に浸す。とうもろこしは実をこそげる。しょうがは皮つきのまま細切りにする。
2 **1**の米としょうゆ小さじ2を内釜に入れて混ぜ、とうもろこしの芯、昆布、**1**のしょうがを加えて炊飯する。
3 フライパンを中火にかけてバターを溶かし、**1**のとうもろこしの実をさっと炒め、残りのしょうゆをからめる。**2**が炊き上がったら芯を除いて実を加え、さっくり混ぜる。

とうもろこしの蒸し焼き

皮ごと蒸し焼きにすることで栄養を逃さず、ふっくら蒸しあがります。
調味料がもつ油分で整腸作用が高まり、便秘解消効果も増しますよ。

材料〈2人分〉

とうもろこし（あればヤングコーン）
…好きなだけ
A | 塩、タバスコ、バター、しょうゆ、マヨネーズ（いずれも好みで）…各適量

作り方

1 とうもろこしは外側の皮をむき、出ているひげ根は落とす。
2 魚焼きグリルで中皮が焦げ、いい香りが立つまで5～10分焼く。好みで**A**をつけて食べる。

とうもろこしのかきたまポタージュ

豆乳と合わせて胃腸の整え効果がアップ！
卵が加わることで栄養バランスもよく、ストレスも緩和します。

材料〈2人分〉

とうもろこし…1本
A | 豆乳…2カップ
| 顆粒鶏ガラスープの素…小さじ1
| 塩、こしょう…各少々
卵…1個
B | 水…大さじ1
| 片栗粉…小さじ2

作り方

1 鍋に**A**を入れ、混ぜながら温める。卵は溶く。
2 とうもろこしの実をこそげて加える。沸いてきたら混ぜながら**B**を加える。強火で1分ほど煮てとろみが出たら**1**の卵を少しずつ加え、かき玉にする。

ゴーヤ

寒　苦

こんなときにおすすめ

- 熱っぽい
- 暑気あたり
- 吹き出物がある

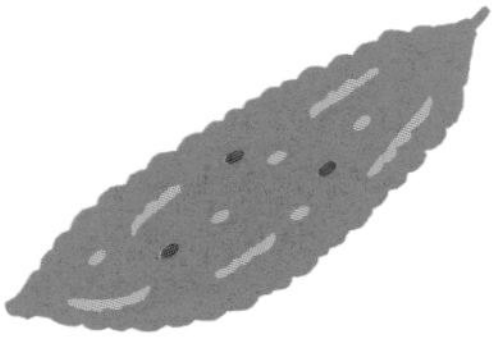

　冷たいもののとりすぎは胃腸の負担になり、水分代謝が落ちて水太りのような状態に。体の重だるさが気になるときは、水分バランスを整えてくれるゴーヤを食べましょう。頭にのぼった熱を鎮めてほてりや熱を冷まし、夏バテ解消にも効果的。心《しん》の熱を取り除いてくれるので、イライラや目の充血の解消にも作用します。

　ゴーヤ独特の苦味成分には胃液の分泌を促して消化を促し、血糖値を下げる働きもあります。

おすすめの食べ方

おろし器でおろしたゴーヤは栄養が損なわれません。ヨーグルトに入れるとカルシウムも効率的に吸収できます。

ゴーヤやっこ

ゴーヤは寒性でイライラを冷まし、豆腐は寒性で熱を取り、潤いを補給。
ビタミンやたんぱく質豊富で肌の調子も整えてくれます。

材料〈2人分〉

ゴーヤ…小 1/2 本
塩…少々
ごま油…大さじ 1
木綿豆腐…1/2 丁
万能ねぎなどの薬味（刻む）、
　かつお節…各適量

作り方

1　ゴーヤはスライスして塩もみし、ごま油をなじませる。
2　器に豆腐を盛って **1** をのせ、薬味やかつお節をのせる。

ゆるゆる養生メモ

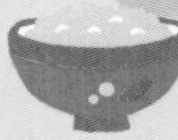

ブルーベリーは目の健康をサポート！

　皮も実も紫色のブルーベリーはアントシアニンの含有量が多く、目の不調に効果大。ほのかな酸味は肝機能に働きかけるので、中医学的に見ても目にいいといえます。ヨーグルトと一緒に食べるとビタミンの吸収率が高まり、美肌効果も抜群！　ヨーグルトが体の渇きを癒し、暑い日の絶好のおやつに。

にんにく

熱　辛

疲れやすい、なかなか疲れが取れないときは体に気が不足している状態。脾《ひ》や胃の働きを高めて気を補うことが大切です。薬味としてよく使われるにんにくは胃腸を元気にし、エネルギーアップに効果的。疲れを癒し、体を温め、冷え性の緩和にも効果を発揮します。また、アリシンという抗菌作用のある成分が含まれており、風邪予防にも効果的。アリシンは揮発性が高いので、刻んで炒める調理法がおすすめです。

こんなときにおすすめ

- 冷えている
- 風邪の予防
- 疲れやすい

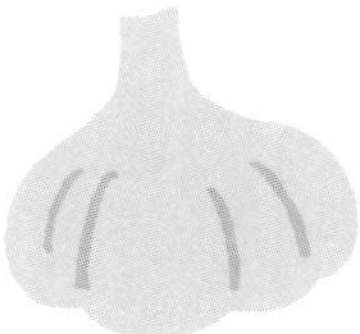

おすすめの食べ方

生にんにくはスライスしてしょうゆにつけたり、粒ごとご飯に加えたにんにくご飯がおすすめ。

にんにくのホイル焼き

丸ごとのにんにくは滋養強壮効果が抜群！　ごま油は肝を癒すので、夏の暑さで疲れた心の働きを整える効果もありますよ。

材料〈2人分〉

にんにく…大1個

A ｜ ごま油…小さじ1～2
　｜ 塩…ひとつまみ

作り方

1. 皮ごとのにんにくは上1.5cmを切る。
2. アルミホイルを二枚重ねて**1**を置き、**A**をかけて包む。魚焼きグリルに入れ、香りがするまで中火で15分ほど焼く。

ゆるゆる養生メモ

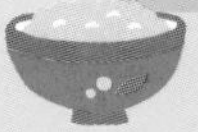

とうもろこしのひげでお茶を作ろう

生薬になるほど利尿作用が高いとうもろこしのひげ。とうもろこしを食べた後は中皮に包まれていたひげの中から柔らかくきれいな部分を選んでざく切りにし、ザルに広げて天日干ししましょう。日に当たるとビタミンDもアップ！　乾いたら、保存瓶などに入れればOK。これを弱火で5分ほど煮出すと、体の過剰な水気を排出してくれる漢方茶として楽しめますよ。

豚肉

平　甘　鹹

こんなときにおすすめ

- 元気がない
- 乾燥が気になる
- 空咳が出る

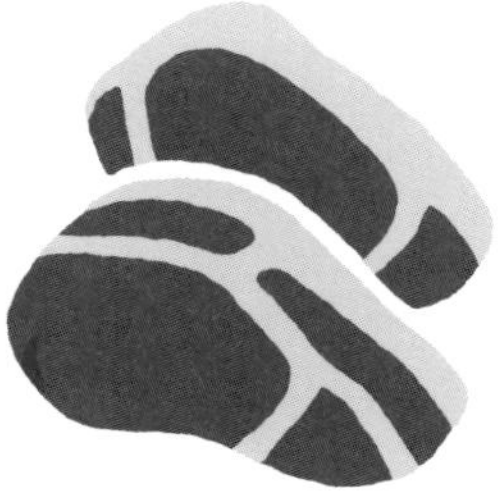

熱ダメージから体を守り気力アップをサポート

豚肉は気と潤いを補い、良質なたんぱく質によって健康な血液を作ります。暑さで疲れがたまりやすいこの時期には特におすすめ。イライラや不眠といった潤い不足による不調の緩和にも効果的です。また、豚肉に含まれるポークペプチドという成分は、酵素と合わさると血中コレステロール値を下げる働きがあります。酢豚に入れるパイナップルは酵素が豊富なので、理にかなっているのですね。

ビタミンやミネラルも豊富で、体を潤す働きもあります。腎《じん》を元気にする効果もあるので、気力がない、足腰が弱ってきた、忘れっぽいといった老化現象に悩む人にもいいですよ。

ちなみに豚肉は寒熱のない平性の食材。暑さで熱がこもってのぼせ気味の人も、冷房や冷たい飲み物で体が冷えて困っている人も、どちらも問題なく食べられます。

おすすめの食べ方

豚肉のビタミンB_1は体が効率よく摂取でき、にんにくや玉ねぎなどと組み合わせると疲労回復効果がさらに高まります。

豚肉のおすすめレシピ

薬味豚しゃぶ

薬味はその香りで気分をリフレッシュさせる効果があります。豚肉と一緒に胃腸を整え、疲労回復にぴったりです。

材料〈2人分〉

しゃぶしゃぶ用豚肉…200g
あさつき…5本
酒…大さじ2
A だし汁…1カップ
　酢、しょうゆ、しょうがの
　　すりおろし…各小さじ2

作り方

1 あさつきは小口切りにする。

2 鍋に湯を沸かし、酒を入れて弱火にする。豚肉を加え、色が変わったら合わせた**A**を入れた器に浸し、**1**をたっぷり散らす。

トマトと豚肉のしょうが焼き

豚肉＋トマトでビタミンたっぷり！　紫外線でダメージを受けた肌も、内側からケアしてくれます。

材料〈2人分〉

豚ロース肉…2枚
A しょうゆ、みりん、酒
　　…各大さじ2
　砂糖、にんにくのすりおろし、
　　しょうがのすりおろし
　　…各小さじ1
片栗粉…適量
トマト…1個
ごま油…大さじ1

作り方

1 豚肉は筋があれば切り込みを入れる。**A**をもみ込み、30分ほどなじませたら水気を拭き、片栗粉をまぶす。トマトは乱切りにする。

2 フライパンを中火にかけて熱し、ごま油をなじませて**1**の豚肉を両面焼き、**1**のつけ汁をからめる。トマトを加えて炒め合わせる。

ゆるゆる養生メモ

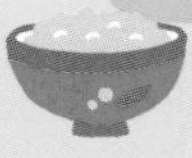

黒酢で作るエナジー調味料、薬膳酢

　中国では、酢といえば黒酢。黒酢を使った自家製調味料「薬膳酢」を紹介します。

　材料は黒酢2カップ、昆布2枚（4×4cm）、クコの実大さじ3。すべての材料を清潔な保存瓶などに合わせて完成です。昆布やクコの実の薬効が黒酢にしみ出し、アンチエイジング効果の高いエナジー調味料に。常温で長期保存可能ですが、昆布とクコが空気に触れると傷みやすくなるため、酢を足すか早めに使い切りましょう。

枝豆

平　甘

こんなときにおすすめ

- むくむ
- 疲れている
- 便秘がちだ

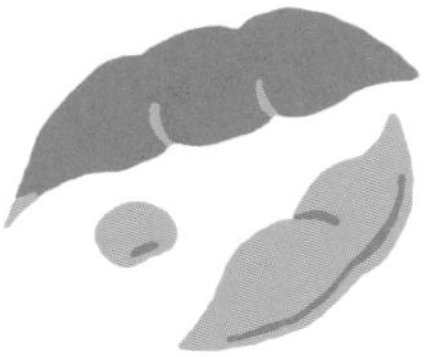

お腹に力が入らないなど気の不足で起こる便秘には、枝豆がおすすめ。胃腸の働きを整えて消化を助けるとともに、体の水はけをよくしてお通じを促します。枝豆には不溶性の食物繊維が多いので、便のかさを増やして出しやすくしたり、腸のぜん動運動を促す働きも。また、枝豆は気や血を補い、体を元気にします。目の疲れにいいビタミンB群がたっぷり含まれているので、栄養学の面から見ても疲れ目の解消に最適です。

おすすめの食べ方

ゆでるときは塩もみしてから行うのがおいしさの秘訣。

枝豆の香ばし焼き

枝豆は皮ごと焼くことで甘みや旨みが凝縮。お酒のおともにすれば、アルコールの分解を促します。

材料〈2人分〉

枝豆…1袋（200g）

A | しょうゆ…小さじ2～3
　| 山椒、七味唐辛子…各少々

作り方

1 枝豆はさやごとゆでて、フライパンでから煎りする。

2 **A**を加え、香ばしく焼き目をつける。

枝豆の昆布だしびたし

昆布は滋養強壮効果が抜群。枝豆とともに、暑さで疲労した体をいたわります。唐辛子の辛味で食欲不振も吹き飛ぶ！

材料〈2人分〉

枝豆…1袋（200g）

A | 昆布だし…2カップ
　| 赤唐辛子…2本

作り方

1 枝豆はゆでて、あおいで粗熱を取る。

2 **A**に**1**を皮ごと浸す。冷蔵庫で2時間ほど冷やす。

しょうが

温　辛

こんなときにおすすめ

- 冷えている
- 血流改善
- 寒気がする
- 節々が痛い

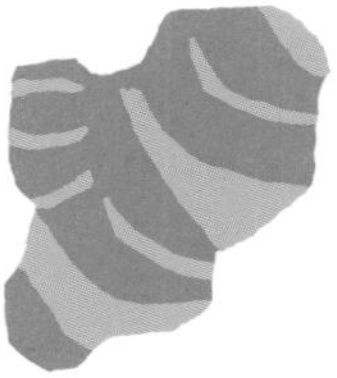

ピリッとした辛さで料理のアクセントになるしょうが。温性&辛味の作用で発汗を促して邪気を散らし、体を内側から温めます。悪寒や冷えによる血行不良、関節の痛みにも効果的です。乾燥させたものはじんわりと体を温める作用があり、生薬としても使われます。

胃にも作用し、胃腸を整え、吐き気を抑える効果も。皮の近くにも有効成分がたくさん含まれているので、よく洗って皮ごと使うとより効果が高まりますよ。

おすすめの食べ方

谷中しょうがの鮮烈な香りはリフレッシュ効果や抗菌作用が高い。豚肉巻きなどがおすすめ。

干ししょうがのはちみつ湯

生と比べ、干したしょうがは内側からじんわり体を温めます。はちみつの甘さで夏の疲れを癒し、滋養強壮に。

材料〈作りやすい分量〉

干ししょうが…5～6枚
はちみつ…適量

下準備

しょうがは洗って皮ごと薄切りにし、ザルにおいて風通しのよいところで乾燥させる（蒸してから干すとより効能が高い）。乾燥剤とともに密封容器で保存する。

作り方

1 水（分量外）と干ししょうがを入れて沸かす。カップに注ぎ、好みの量のはちみつを混ぜる。

ジンジャーピラフ

米&鶏肉と合わせて、胃腸整え効果がアップ！

材料〈作りやすい分量〉

しょうが…2かけ
米…2合
鶏もも肉…1枚（250g）
塩…小さじ2～3
バター…大さじ1

作り方

1 米は洗って30分ほど水に浸す。鶏肉は塩をもみ込む。しょうがは皮ごとすりおろす。
2 炊飯器に米を入れ、目盛りまで水（分量外）を注ぎ、しょうがを加えてひと混ぜする。鶏肉、バターをのせて炊飯し、鶏肉をくずすように全体をさっくりと混ぜる。

なす

寒　甘

こんなときにおすすめ

- 体がほてる
- 胃腸が弱っている
- 吹き出物がある
- 血流が悪い

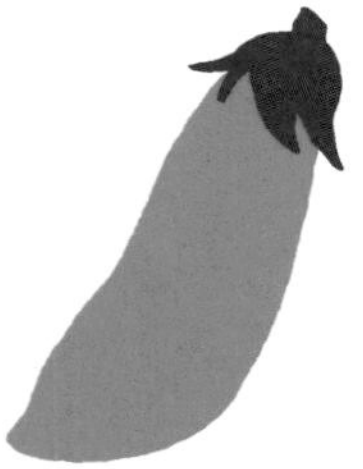

過剰な熱や水を排出し心身をクールダウン

煮物や炒め物にすると、旨みを吸ってますますおいしく感じられるなす。脾《ひ》や胃に働きかける作用があり、胃腸を元気にする食材です。夏バテや消化不良に悩んでいるときにもおすすめ。

また、利尿作用が高く、水はけをよくして体内の余分な水分を排出するため、むくみの解消にも効果的です。血流を改善する働きもあります。

ちなみに紫の色素はポリフェノールの一種で、活性酸素の働きを抑制する作用があり、生活習慣病の予防にもいいといわれています。

寒性でこもった熱を冷ます作用があるので、過剰な熱が原因で炎症が起きてできたにきびや吹き出物にも効果的。ただ、冷えが強い人は温性の食材と合わせて調理したり、食べすぎないように注意しましょう。

避けたい食べ方

特に体を冷やす野菜なので、冷えが強かったり、胃腸の弱い人は控えましょう。

おすすめの食べ方

冷えが気になる人は体を温めるしょうがやにんにく、ねぎなどと一緒に調理を。乾燥させたヘタを真っ黒に焼いたものは歯肉炎の改善に効果があります。

なすのおすすめレシピ

焼きなす

なすは加熱調理する＆しょうがと合わせると体を冷やしすぎません。
たっぷりの薬味でおいしくいただきます。

材料〈2人分〉

なす…2～3本

A
- 皮ごとすりおろしたしょうが…大さじ2
- 万能ねぎ（小口切り）、しょうゆ…各大さじ1
- 酢…小さじ1/2

かつお節…1パック（5g）

作り方

1 なすはヘタとおしりを落とし、熱した魚焼きグリルで表面が黒くなるまで、中弱火でたまに返しながら7～10分焼く。

2 取り出して熱いうちに皮をむき、3等分に切って器に盛る。合わせた**A**とかつお節をかける。

からしなす

なす＆みょうがのWの作用で胃腸の働きを徹底改善！
強烈に体を温めるからしとの食べ合わせは昔ながらの組み合わせです。

材料〈2人分〉

なす…2本

塩…小さじ1

A
- しょうゆ…小さじ1～2
- 練りがらし…小さじ2

みょうが（好みで）…2本

作り方

1 なすは薄い半月切りにし、塩でもむ。ボウルに水1カップ（分量外）とともに入れ、キッチンペーパーをかぶせて15分おく。

2 **1**の水気をしっかりしぼり、合わせた**A**になじませ10分ほどおく。水気をきって器に盛る。好みで薄切りにしたみょうがを加える。

ゆるゆる養生メモ

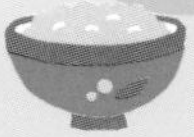

さっとかければ養生ご飯に！　薬膳だれ

温野菜やサラダにさっと使える薬膳だれ。作り方はとっても簡単！

しょうゆ100cc、刻んだ万能ねぎ大さじ2、ごま油・白炒りごま各大さじ1、しょうがのすりおろし・にんにくのすりおろし各大さじ1/2、酢小さじ2、一味唐辛子少々を混ぜ合わせれば完成です。冷蔵庫で1週間保存可能です。

唐辛子がアクセントに効いた薬味たっぷりのたれは、疲れやすいときにもおすすめです。

しじみ

寒　甘　鹹

飲みすぎや二日酔いにはしじみがいいといわれますが、大量に含まれるビタミンB_{12}とタウリンが肝機能を高め、アルコールの分解を促進するから。血圧を下げたり、体にたまった熱を冷まして尿の出をよくする効果も。身には鉄分も含まれ、貧血防止にもおすすめです。冷凍すると細胞膜が壊れてオルニチンというアミノ酸が増え、旨みや栄養価がアップ。砂抜きして冷凍しておき、みそ汁やスープに使うといいですよ。

こんなときにおすすめ

- むくむ
- 目の疲れ
- 二日酔い

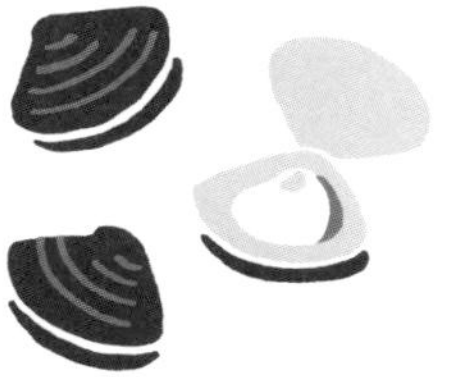

しじみと焼きししとうのうしお汁

体を温めるししとうは夏場の冷えにも効果大！
たっぷりのしじみも疲れを癒してくれます。

材料〈2人分〉

しじみ（砂抜きしたもの）…300g
ししとう…4本
A｜水…450cc
　｜酒…各大さじ1
塩…2つまみ

作り方

1 しじみはボウルに入れて塩水で洗う。水を数回換えながらよく洗い、ザルに上げる。ししとうはヘタを取り、魚焼きグリルで焼く。

2 鍋に**1**のしじみと**A**を入れて中火にかけ、白濁するまで5～10分煮る（しじみの身を食べたい場合は口が開いたら取り出す）。途中、アクが出てきたら取る。

3 塩で味をととのえてお椀に注ぎ、**1**のししとうを入れる。

おすすめの食べ方

砂抜きしたしじみを一日以上冷凍し、にんにく・唐辛子・しょうゆ・紹興酒を鍋で沸かし、冷ましたたれにつけて一日おくといいおつまみに。薬味の温め作用がしじみの寒性をやわらげます。

昆布

寒　鹹

海藻のもつ鹹味《かんみ》にはしこりなどのかたまりを小さくする作用があります。昆布はヨウ素を多く含むので、甲状腺機能のケアや生活習慣病の予防に。寒性なので体の熱を冷まして、余分な水分を体外へ排出するため、のぼせやむくみの解消にも効果的です。

　昆布のカルシウムは酢に溶け出すので、昆布2枚（4×4㎝）を黒酢（または酢）2カップにつけた昆布酢は作り置きにおすすめ。酸味がやわらぎ、骨を強くします。

こんなときにおすすめ

- 熱っぽい
- 便秘がち
- むくむ

おすすめの食べ方

だしをとった後の昆布は食べやすく切って冷凍し、まとめて佃煮にするのがおすすめ。

昆布とひじきのしょうが煮

ひじきも海のものなので、昆布と似た働きがあります。
合わせることでしこりを小さくし、むくみを取る力が増しますよ。

材料〈2人分〉

切り昆布…20g
ひじき…10g
ごま油…大さじ1
A　しょうゆ、みりん、酒…各大さじ2
　　しょうが…1/2かけ
　　赤唐辛子…1/2本

作り方

1 ひじきは水につけて戻す。Aのしょうがは皮ごと薄切りにする。
2 フライパンを中火にかけてごま油をなじませ、昆布とひじきを2～3分炒める。
3 Aを加え、ときどき混ぜながら煮汁が少なくなるまで中火で煮る。

かいわれ大根と甘えびの昆布締め

かいわれ大根もクールダウンに◎。えびが適度なスタミナも与えてくれます。

材料〈2人分〉

昆布…適量
甘えび…6尾
かいわれ大根…1/2パック

作り方

1 昆布の表面を酒適量（分量外）でふく。
2 甘えびとかいわれ大根を、昆布の上に重ならないようにおき、さらに昆布で挟んでラップで巻く。冷蔵庫で1時間寝かせる。

たこ

寒　甘　鹹

こんなときにおすすめ

- 疲れやすい
- 不安や不眠がある
- 肌が荒れている

気や血を補い、内側から疲れを癒す力があり、エネルギー補給にぴったり。疲れやすい人、気力が落ちている人や、生理痛や生理不順に悩む人にも効果的です。「強筋骨」といわれる筋肉や骨を強くする作用があり、生命力を高めてくれます。

旨み成分のタウリンも多く含み、血中コレステロール値を下げ、血圧を安定させる働きも。ビタミンB_2も多く、紫外線で乾燥しがちな髪や肌に潤いを与えます。

おすすめの食べ方

アーモンドやオリーブオイル、カッテージチーズなどと合わせると髪のパサつきをケアします。

避けたい食べ方

アレルギー体質の人はかゆみが出ることがあるので、食べすぎに注意。

たこのえごまキムチ

民間薬として使われるほど薬効が高いえごま。たこともに、生理のトラブルを解消します。

材料〈2人分〉

たこ（ボイル）…200g
えごま…10枚
A
- めんつゆ（3倍濃縮）…大さじ1
- ごま油…小さじ1
- にんにくのすりおろし…小さじ1/2
- 粉唐辛子…少々

作り方

1 たこは食べやすくそぎ切りにする。
2 えごまは5分ほど水にさらして水気をふき、合わせた**A**に15分ほどなじませる。刻んで**1**とあえる。

たこと玉ねぎのカルパッチョ

胃腸を整える玉ねぎと合わせて、疲労回復をサポート。紫外線で弱った肌や髪をケアします。

材料〈2人分〉

たこ（ボイル）…200g
玉ねぎ…1/2個
A
- オリーブオイル…大さじ2～3
- レモン果汁…大さじ1
- 塩、こしょう…各少々

作り方

1 たこと玉ねぎは薄切りにして器に盛る。合わせた**A**を回しかける。好みのハーブやスパイスを散らしても。

空芯菜

寒　甘

こんなときにおすすめ

- 熱っぽい
- 夏バテしている
- 肌に炎症がある

中華料理でよく使われる空芯菜。寒性でこもった熱を冷やす力がとても強いことから、熱っぽいはれものや暑さによる鼻血のほか、熱がこもって暑いときや夏バテしているときにも最適。

体の過剰な熱や老廃物を排出する作用が高く、喉の炎症や肌のトラブルも解消してくれます。

外敵から身を守る力を強化するβ-カロテンも豊富に含んでおり、がん予防にもいいと注目されています。

空芯菜のガーリック炒め

β-カロテンは油で調理すると吸収率アップ！　滋養強壮効果の高いにんにくと合わせることで、夏バテに負けない体を作ります。

材料〈2人分〉

空芯菜…1/2 束
にんにく…2 かけ
A｜酒…大さじ 1
　｜オイスターソース…小さじ 2
　｜しょうゆ…少々
ごま油…大さじ 1 と 1/2
こしょう（好みで）…少々

作り方

1 空芯菜は茎と葉に分ける。にんにくはつぶして粗みじん切りにする。A を合わせておく。
2 フライパンにごま油と 1 のにんにくを入れて熱し、香りが立ったら 1 の空芯菜を茎→葉の順に入れる。油が回ったら A を加えて手早く炒め、好みでこしょうをふる。

おすすめの食べ方

栄養バランスがよく、肉や魚と合わせて調理すると貧血予防になります。

ヨーグルト

平　甘　酸

こんなときにおすすめ

- 乾燥が気になる
- 便秘がち

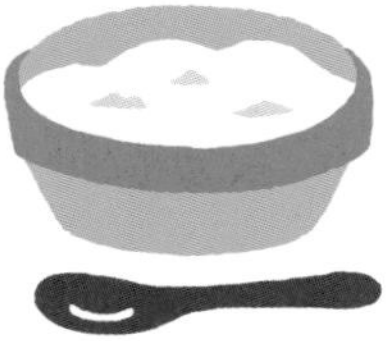

約7000年前から食べられているというヨーグルト。乳酸菌発酵食で、カルシウムを豊富に含有。抵抗力を高め、腸内環境を整えてくれるので、お通じの悩みにはおなじみの食材です。また、体に潤いを与え、腸や肌の乾燥を取り除く作用も。ただ、食べすぎると痰湿（P41。水分と不要物が合わさったもの）が肺にたまって、鼻づまりや花粉症がひどくなる原因にも。アレルギー体質の人は過剰摂取に気をつけましょう。

マッシュルームのロシア漬け

同じく整腸効果が高いマッシュルーム。食物繊維でお通じを促します。
さらに酢、ヨーグルトの効果で腸のぜん動運動をよくします。

材料〈2人分〉

ヨーグルト（無糖）…1/2 カップ

A
- にんにく（薄切り）…2 ～ 3 枚
- 水…3/4 カップ
- 酢…70cc
- 砂糖…大さじ 3
- 塩…小さじ 1 と 1/2
- ローリエ…1 枚

マッシュルーム（白）…17 個

作り方

1 合わせた A にヨーグルトを入れて混ぜる。

2 清潔な保存容器にマッシュルームを入れ、1 を注ぐ。冷蔵庫で 1 週間保存可能。

おすすめの食べ方

マンゴーやいちじくなどドライフルーツをつけておくとふっくら戻る上、食物繊維の効果で整腸作用がアップ！

SEPTEMBER

9月の
暮らしと食養生

今月は暑さによる疲れをケアしつつ、
鮭やさんまといった栄養のある旬の食べ物で心身を滋養します。
暑さもだんだんやわらぐので、
しっかり眠って英気を養って！

9月

SEPTEMBER

滋養のある食べ物で 夏の疲れを癒そう

旬の海の幸で 弱った体をケア

暦の上では秋ですが、実際はまだまだ残暑が厳しい季節。ただ、朝晩は涼しくなってきたり、風が穏やかになったりと少しずつ秋の気配が感じ始められる時期です。

夏の間はどうしても暑くて寝つけなかったり、寝苦しさで夜中に目が覚めたりと睡眠不足に陥りやすいとき。ですから涼しくなってきた今は睡眠を補うチャンス！ 夜は早めにベッドに入ってしっかりと休み、暑さで疲弊した心身を癒しましょう。

また、〝食欲の秋〟ともいうように、秋は食べ物がおいしい季節です。そして秋は、次にくる冬に向けて〝補給〟が大切になるときでもあります。この時期に、冬を越すために必要な栄養やエネルギーを体にしっかり蓄えておくことで、冬の間を健康に過ごすことができると中医学では考えるのです。

ですから秋は、「食べること」を存分に楽しみましょう。油ものも完全に控えるのではなく、ある程度はいただいて、体に力をつけることも大切です。

そしてこの時期に旬を迎えるうなぎは、まさに体力をつけるのにぴったりな食材！ うなぎといえば「夏の土用」のイメージが強いですが、夏から秋へと移り変わる今こそ食べるといい食材です。夏の疲れを癒して心と体を滋養し、スタミナをつけるのに役立ちますよ。

体質別今月のおすすめ食材

気虚タイプ

大豆→P186
鮭→P190
さんま→P192
黒きくらげ→P193
ぶどう→P193
さば→P194
うなぎ→P196
いわし→P197
そば→P198
はすの実→P198
なつめ→P199

血虚タイプ

落花生→P189
鮭→P190
さんま→P192
黒きくらげ→P193
ぶどう→P193
さば→P194
白ごま→P195
うなぎ→P196
いわし→P197
なつめ→P199

今月起こりやすい不調

不調① 口内炎・発疹

夏の間、冷たいものをたくさん飲んだり、暴飲暴食しがちだった人は胃腸が絶え間なくストレスにさらされ、そろそろ弱ってくる頃でもあります。そうすると口内炎や発疹ができやすくなります。こうしたトラブルは、夏場に発汗とともにミネラルが失われることでも起こります。ミネラルは体内で生成できないので、食事で補うしかありません。暑さで消耗した体を癒してくれる鮭、抜群の薬効を誇るさんまといった旬の海の幸はミネラルも豊富で、この時期にぴったりな食材。日頃、肉を食べる機会が多い人も、ぜひこの時期は旬の魚を楽しんでくださいね。

不調② 不眠

外が涼しくなってきたにもかかわらず寝つきが悪かったり、眠れない人は、体にこもった過剰な熱が原因かもしれません。特に焼き肉やラーメンなど油っこい食べ物が好きな人は要注意。ラーメンよりそばを選んで、体の熱を取り除きましょう。モロヘイヤやレタスなどの葉物野菜もおすすめ。

また、はすの実は薬膳でよく使われる食材で、はすの花からとれます。スープや煮物、デザートによく使われますが、精神を安定させて気持ちをやわらげるので、眠りをサポートする力も。ラベンダーやカモミールなど、鎮静作用のある飲み物もいいですよ。

陰虚タイプ
バナナ→P188
落花生→P189
白ごま→P195
うなぎ→P196
葛→P200
モロヘイヤ→P201
松の実→P202

気滞タイプ
さんま→P192
ぶどう→P193
さば→P194
そば→P198

瘀血タイプ
大豆→P186
鮭→P190
いわし→P197
松の実→P202

痰湿タイプ
バナナ→P188
ぶどう→P193
葛→P200

今月積極的にとりたい食材

大豆

平　甘

こんなときにおすすめ

- 胃腸の調子が悪い
- 疲れやすい
- 更年期障害がある

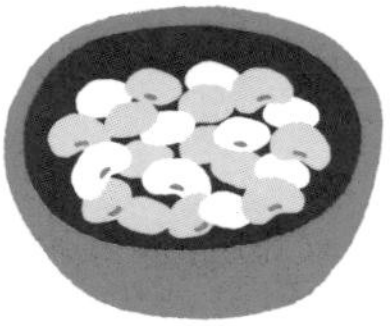

気と血がぎゅっとつまった栄養の宝庫

　小さな粒の中に発芽するほどのエネルギーを秘めている豆類は、まさに生命力の宝庫。暑さで消耗している気を補い、パワーをつけてくれますし、貧血防止や精神の安定にもつながります。

　脾《ひ》を養う働きがあるため、お腹の調子を整えて消化機能を高め、疲労を回復する効果も。女性ホルモンと似た働きをするイソフラボンは、骨粗鬆症《こつそしょうしょう》や更年期障害の予防・改善にもおすすめです。良質なたんぱく質やミネラルも豊富でアンチエイジング効果が高いので、大豆や大豆食品は普段から積極的に食べるといいでしょう。

　平性といって体を温める作用も冷ます作用もないので、毎日食べても体の寒熱のバランスを崩しません。最近ではそのまま食べられる蒸し大豆も売っているので、時短やお手軽調理に活用するといいですよ。

おすすめの食べ方

畑の肉といわれる大豆。ゆで大豆の場合は
ゆで汁も使うと栄養を丸ごと摂取できます。

大豆のおすすめレシピ

酢大豆

酢×大豆で胃腸をケア！　酢のパワーでダイエット効果が高まります。
酢を薬膳酢（P173）に変えると、さらに養生効果が増しますよ。

材料〈作りやすい分量〉

蒸し大豆…小1缶（100g）
昆布…1枚（3×3cm）
酢…1カップ

作り方

1 清潔な保存容器に大豆と昆布を入れ、かぶるくらいの酢を注ぐ。冷蔵庫で長期保存可能。

ダルカレー

豆たっぷりのカレーはスタミナ補給にうってつけ。にんじんに含まれる
ビタミンAの吸収を大豆のサポニンがサポートしてくれます。

材料〈2人分〉

大豆（水煮）…大1缶（300g）
にんじん…1/2本
玉ねぎ…1個
トマト…大1個
サラダ油…大さじ1
A｜にんにく、しょうが…各1かけ
B｜カレー粉…大さじ1～2
ターメリック、クミンなど（あれば）…小さじ1
塩…少々
パン、ご飯…適量

作り方

1 野菜はすべてみじん切りにする。
2 鍋を中火にかけてサラダ油をなじませ、**A**を炒める。香りが出たら残りの野菜、**B**も加えて炒め合わせる。
3 大豆を汁ごと加えて10分ほど煮る。パンやご飯とともに食べる。

きな粉とごまの宝珠

おやつ代わりにつまめるきな粉スイーツ。黒ごまはすりごまだと栄養吸収がスムーズに。
アンチエイジングや疲労回復効果が抜群です。

材料〈作りやすい分量〉

きな粉…大さじ3
黒すりごま…大さじ1
はちみつ…大さじ1～2

作り方

1 すべての材料を混ぜ合わせてこねられる程度のかたさにする。小さく丸め、保存容器へ。冷蔵庫で1週間ほど保存可能。

バナナ

寒　甘

こんなときにおすすめ

- 熱っぽい
- 便秘がち
- 空咳が出る
- 不眠

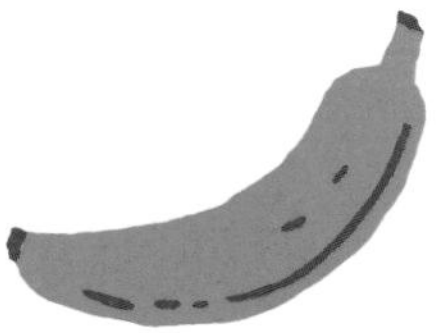

体にこもった過剰な熱を放出し、クールダウンに最適です。甘みが疲れを癒し、心身を滋養してくれます。手軽に食べられてエネルギー補給力が高いので、軽食にもぴったり。

抗酸化作用が高く、老化防止や抵抗力を高める力もあります。

また、呼吸器系の働きを司《つかさど》る肺を潤す力もあり、肺が弱って熱がたまることで生じる空咳や喉のかゆみ、血が混じる痰の解消に有効です。

避けたい食べ方

水っぽい鼻水が出るときは冷えが原因なので、バナナを食べると逆効果。しょうがやしそなど、体を温める食材を。

おすすめの食べ方

冷ます力が強いので、冷え性の人は加熱して食べるとよい。加熱すると甘みも増します。

バナナスパイスミルク

バナナ＆豆乳で安眠をサポート。
揺らぎがちなメンタルを整え、心を安定させます。

材料〈2人分〉

バナナ…大１本

A
- 豆乳…2 カップ
- 砂糖…大さじ１～2

粗びき黒こしょう…少々

作り方

1. バナナは食べやすく折って鍋に入れ、**A**とともに煮る。
2. カップに注ぎ、仕上げに粗びき黒こしょうをふる。

丸ごとバナナのトースター焼き

バナナは加熱すると、甘みととろみがアップ！
シナモンの温め効果でバナナの寒性がやわらぎます。

材料〈2人分〉

バナナ…2 本
シナモンシュガー（好みで）…少々

作り方

1. バナナは皮ごとトースターに入れ、黒くなるまで焼く。好みでシナモンシュガーをふっていただく。

落花生

平　甘

こんなときにおすすめ

- 肌が乾燥している
- 食欲がない
- 便秘がち

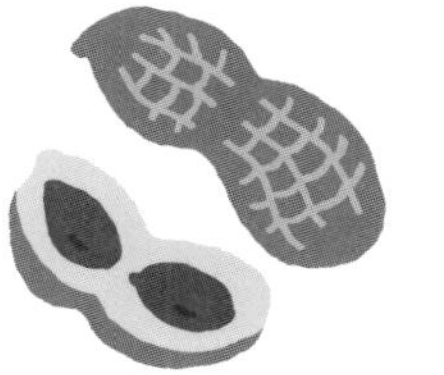

血や潤いが不足すると、肌が乾燥する原因になります。落花生は潤す力が大変強いため、空気が乾燥してくる秋口以降、とてもいい食材です。

薄皮に補血の力があるので、薄皮ごと食べると不安や不眠、貧血にも効果的。貧血やめまいがするといった血虚《けっきょ》の症状が強い人におすすめです。食欲をアップさせる働きもあります。腸の粘膜の乾燥も補うので、便秘の解消にも効果がありますよ。

おすすめの食べ方

薄皮がついたまま揚げて塩をふると、いいおつまみに。お粥に入れてもいいですよ。

落花生と豚レバーの豆板醤炒め

豚レバーも元気をつけて、血流をアップさせる働きがあります。
豆板醤が効いたピリ辛味で食欲もわきますよ。

材料〈2人分〉

落花生（殻をむいたもの）
…大さじ3
豚レバー…200g
塩、こしょう…各少々
片栗粉…適量
長ねぎ…1/3本
ごま油…大さじ3
A　しょうゆ、ソース、酒
…各大さじ1
豆板醤…小さじ1/2～1

作り方

1 レバーは余分な部分を切り落として食べやすくそぎ切りにし、水に15分ほどさらして水気をよくふく。塩、こしょうをふり、片栗粉を全体にまぶす。長ねぎは小口切りにする。
2 フライパンにごま油大さじ2をなじませ、**1**のレバーの表面をカリッと焼き、いったん取り出す。
3 フライパンの油をサッとふいて残りの油を加え、長ねぎ、落花生を加えて炒める。**2**を戻し入れ、合わせた**A**を加えてからめる。

鮭

温　甘

こんなときにおすすめ

- 疲れている
- 血色が悪い
- 肩こりや頭痛
- 美肌になりたい

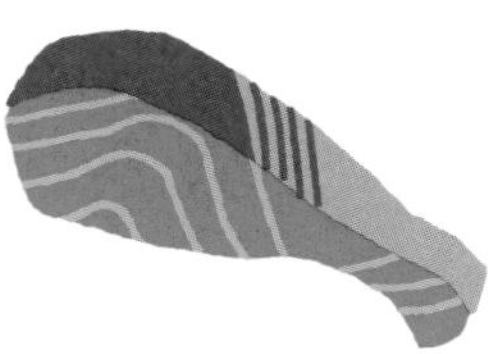

体を温めて疲れを癒し　紫外線ダメージも修復

魚の中でも調理しやすく、食べやすい鮭。脂がのった鮭は旨みたっぷり、まさに幸せの味です。

鮭は気と血を補い、夏の疲れや消耗した体力の回復に一役買ってくれます。温性で体を温めて胃腸の働きをよくしてくれるので、消化不良や便秘の解消にもおすすめ。

良質なたんぱく質も豊富に含んでいるため、体作りにも欠かせない食材の一つです。

ちなみに鮭の赤い色素は抗酸化作用をもつアスタキサンチンという成分で、アンチエイジングにも効果を発揮します。肌の新陳代謝を高めて紫外線のダメージをやわらげたり、疲れを癒す働きも期待できます。鮭の卵であるいくらやすじこにも豊富に含まれていますよ。

皮にもビタミンやコラーゲンが含まれているので、苦手でなければ皮も食べるといいですね。

おすすめの食べ方

アルミホイルを二重にして薄切りの玉ねぎを敷いて、鮭を置き、食べやすく切ったきのこや野菜をのせ、みそとみりん、砂糖を溶いたみそだれをぬって魚焼きグリルで焼くと、おいしいちゃんちゃん焼きに。

鮭のおすすめレシピ

鮭とじゃがいもの石狩汁

鮭に玉ねぎと胃を温める食材が勢揃い。ビタミン、コラーゲン
たっぷりで、蓄積した紫外線のダメージを解消します。

材料〈2人分〉

生鮭（切り身）…2 切れ
酒…大さじ 1 と 1/2
じゃがいも…大 1 個
玉ねぎ…1/2 個
A｜酒、しょうゆ
　…各大さじ 1 と 1/2
　みりん、しょうがのすりおろし
　…各小さじ 2
いくら、みつば（好みで）
…各適量

作り方

1. 鮭は 3 ～ 4 等分に切って酒をふる。じゃがいもは 4 ～ 5 等分に切り、ラップに包んでレンジ（600W）で 5 分ほど加熱する。玉ねぎはくし型切りにする。
2. 鍋に **1** の野菜、水 2 と 1/2 カップ（分量外）を入れて強火にかける。沸騰したら中火にして **A** と **1** の鮭を加えて 4 ～ 5 分煮る。器に盛り、好みでいくらやみつばをのせる。

手作り鮭フレーク

市販の塩鮭を使ったお手製の鮭フレークは、冷蔵庫で 1 週間ほど保存可能。
ごまや青のり入りで美肌作りをサポートします。

材料〈作りやすい分量〉

紅塩鮭（切り身）… 3 切れ
酒…大さじ 2
しょうゆ…小さじ 2 ～ 3
A｜ごま、青のり…各小さじ 2
　塩…少々

作り方

1. 鮭は耐熱容器に入れて酒をふってラップをし、レンジ（600W）で 4 分加熱する。皮と骨を取り除いて水気をふく。
2. **1** を手でほぐしながらフライパンに入れ、混ぜながらから煎りする。しょうゆを加えてなじませ、**A** を加えてポロポロになるまで混ぜる。

塩鮭の甘酢びたし

血液をきれいにし、血行促進してくれる酢が、鮭の塩気とベストマッチ。
すべての材料が温性なので、冷えが気になる人にもおすすめ！

材料〈2人分〉

紅塩鮭（切り身）…2 切れ
酒…少々
A｜酢…大さじ 2
　砂糖…小さじ 1 ～ 2
　だし汁…小さじ 1
※ **A** は市販の甘酢大さじ 2 でもOK

作り方

1. 鮭に酒をふって水気をふき、熱した魚焼きグリルでこんがり焼く。熱いうちに合わせた **A** に浸す。

さんま

平　甘

こんなときにおすすめ

- 疲れやすい
- 血流が悪い
- 太りやすい

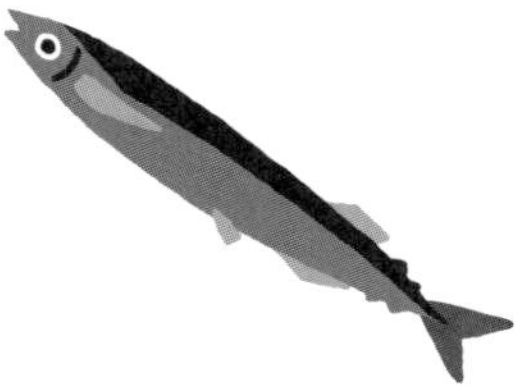

心身にさまざまないい効果をもたらしてくれるさんま。気を補って血の巡りをよくし、貧血の解消に効果的です。太りにくい体を作るサポートもしてくれます。

不飽和脂肪酸やビタミンなど栄養素を多く含み、血液をきれいにしてくれるので、下半身の冷えや月経のトラブルといった瘀血《おけつ》による不調がある人にもおすすめ。神経を鎮める作用もあるため、不安定な気持ちを落ち着かせてくれますよ。

さんまのひじき煮

ひじきもさんまと同じく血を補い、貧血防止や元気を出すのをサポート。しょうがの風味と効能で、気持ちのリフレッシュや血流アップにも。

材料〈2人分〉

さんま（刺身用）…2尾
ひじき（乾燥）…10g
にんじん…1/4本
しょうが…1かけ
ごま油…小さじ2
A｜酒、しょうゆ、みりん…各大さじ3
　｜砂糖…小さじ1

作り方

1 ひじきは水で戻し、ザルに上げる。にんじんとしょうがは皮つきのまま細切りにする。さんまは1cm幅の細切りにする。

2 小鍋に**1**のひじきを入れて炒め、水気を飛ばす。ごま油を加え、**1**のにんじん、しょうがを加えてサッと炒める。

3 **A**、**1**のさんまを加えて混ぜ、落としぶたをし、中弱火で煮汁が少なくなるまで煮る。

おすすめの食べ方

さんまは焼くと酸化します。大根おろしやすだちと食べることで消化もよくなります。昔ながらの付け合わせは理にかなっていますね。

黒きくらげ

平　甘

こんなときにおすすめ

- 疲労感がある
- 産後の虚弱
- 肥満

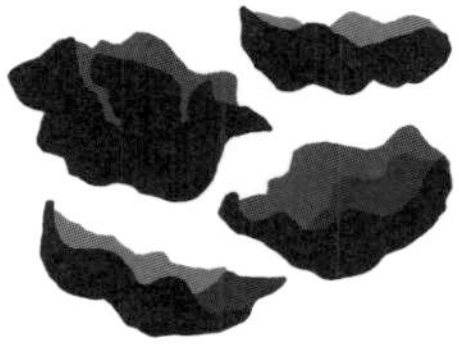

中華料理でおなじみの黒きくらげは、薬膳でよく使われる食材。血を補って潤いを与え、栄養を体のすみずみに届けます。黒い食材は腎に働きかけ、血をきれいにして滞《とどこお》りを解消するため、生理不順や高血圧といった血液系の不調の解消にも効果的です。水で戻したきくらげは小分けにして冷凍しておくと便利。味に癖がないので、汁物や炒め物などどんな料理にもサッと使えますし、たんぱく質やカルシウムの補給にもおすすめです。

おすすめの食べ方

同じく山芋など滋養強壮力が高い食材と合わせると◎。食感を生かして酢の物やスープ、炒め物に。

黒きくらげの養生炒め

黒ごまと合わせ徹底補腎！　気力・体力をつけ、月経トラブルなどをやわらげます。

材料〈2人分〉

黒きくらげ…1パック
（乾燥の場合は15g）
しょうが…1/2かけ
ごま油…大さじ1
A｜しょうゆ、みりん、酒
｜…各小さじ2
黒すりごま…小さじ2

作り方

1 黒きくらげは硬い部分があれば落とす。しょうがは皮つきのまま細切りにする。

2 フライパンを中火にかけて、ごま油と**1**のしょうがをなじませ、黒きくらげを加えて炒める。**A**を加えて炒め合わせ、ごまを加えてあえる。

ゆるゆる養生メモ

ぶどうをつまんでエナジー補給！

ぶどうの甘さは体内で素早くエネルギーに変わり、疲労回復効果が抜群！ポリフェノールが豊富で、アンチエイジング効果も期待できます。

皮ごと食べられるぶどうをさいて葉野菜と混ぜ、オリーブオイルや塩、レモン果汁などと合わせたサラダは見た目も美しく、疲れた体を潤してくれます。

さば

温　甘

こんなときにおすすめ

- 血流が悪い
- 胃腸の調子が悪い
- イライラする
- 疲れやすい

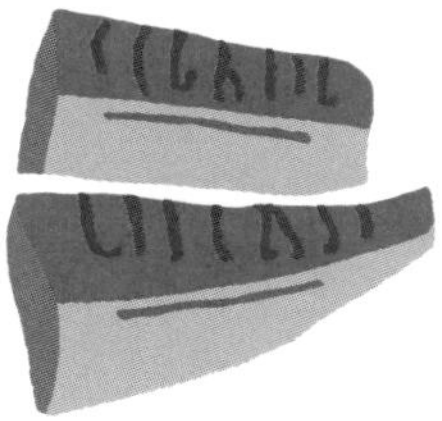

豊富なたんぱく質で気力を養う

気と血の不足を補って体全体を滋養してくれるさば。煮ても焼いてもおいしく、子どもも食べやすいのが魅力。良質なたんぱく質やビタミン類を含み、めまいや目のかすみのほか、イライラや落ち込みといったメンタルの不調にも効果を発揮します。

また、胃を強くする働きもあります。食べすぎや夏の疲れで弱っている胃腸の働きを改善するのにも効果的。血をきれいにしてサラサラにし、流れやすくするため、しみやくすみが多い、経血にレバーのようなかたまりが混ざるといった瘀血《おけつ》によるトラブルにもおすすめです。

昨今、人気のさば缶は下処理の手間がかからず、そのまま調理に使えてとても便利。さばの旨みがたっぷりの汁ごと使って、そのおいしさを余すところなく楽しみましょう。

おすすめの食べ方

さば缶は汁ごと鍋に入れてみそ少量を加え、たっぷりのねぎを加えると即席みそ汁に。しょうがや一味唐辛子を加えても。

避けたい食べ方

さばは傷みやすいので、手に入れたら早めに調理しましょう。

さばのおすすめレシピ

さばの照り焼き

さばは脳を活性化するDHAが豊富。豆苗とともに血流をよくして、
お腹の調子を整えます。イライラ解消にも効果的です。

材料〈2人分〉

さば（切り身）…2切れ
酒…大さじ2
A　塩…4つまみ
　　小麦粉…適量
豆苗…1袋
ごま油…大さじ2
塩、こしょう…各少々
B　しょうゆ、みりん、酒
　　　…各大さじ2
　　砂糖、しょうがのすりおろし
　　　…各小さじ2

作り方

1 さばは酒をふって5分ほどおき、水気をふいてAを順にまぶす。豆苗は食べやすく切る。
2 フライパンを中火にかけてごま油大さじ1をなじませ、**1**の豆苗を炒める。塩、こしょうをふって器に盛る。
3 フライパンに残りのごま油を足して**1**のさばを皮面を下にして入れて焼く。焼き色がついたら裏返してもう片面を焼き、Bを回しかけてからめ、**2**の器に盛る。

さば缶ポパイ

手軽に調理できてかつ旨みたっぷりのさば缶は便利食材。
ほうれん草とともに元気を補い、不安感を鎮める働きも。

材料〈2人分〉

さば水煮缶…1缶（110g）
ほうれん草（またはにら）…1束
すだち…1個
しょうゆ、七味唐辛子
　（いずれも好みで）…各適量

作り方

1 ほうれん草はさっとゆで、しょうゆ大さじ1（分量外）をまぶしてからしっかりしぼる。
2 さばはすだちをしぼってざっくりほぐし、**1**とあえる。好みでしょうゆや七味唐辛子をふる。

ゆるゆる養生メモ

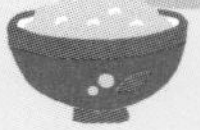

白ごまで腸を潤し便秘を改善

黒ごまと比べて油分が豊富な白ごま。中医学では腸を潤すとされ、乾燥からくる便秘を解消します。リノール酸やオレイン酸といった不飽和脂肪酸を多く含むため、動脈硬化を予防する働きも。老化防止にいいセサミンもたっぷりです。

消化吸収をよくするためにすりつぶすといいですが、面倒なときは指でひねりつぶすだけでもいいですよ。

うなぎ

平　甘

こんなときにおすすめ

- 疲れている
- 足腰が痛い
- 生理が重い

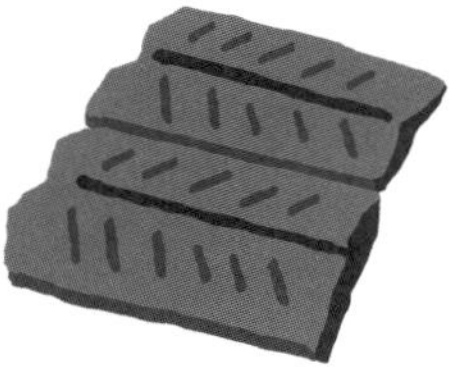

夏の土用の丑の日のうなぎが有名ですが、これは夏に客足が落ちるうなぎを売るために平賀源内が始めたものだとか。実は夏の疲れが出てくる秋口にこそおすすめしたい食材です。消耗した気血を補い、足腰の痛みや重さを解消。また、気血が不足すると体にエネルギーがいきわたらず、子宮や卵巣が弱って月経トラブルにつながることも。休息するとともに、うなぎのように滋養強壮力の高い食材を食べるのがおすすめです。

うなぎの温とろ

滋養強壮力の高い山芋と合わせたまさにパワーフード。
老化防止や疲労回復に効果絶大！　ご飯にのせてどんぶりにしても。

材料〈2人分〉

うなぎ…大１枚
酒…大さじ２
うなぎのたれ（添付のもの）
…10 ～ 15ml
山芋…5cm
だし汁…1/2 カップ
山椒、わさび、刻みのり
（いずれも好みで）…各適量

作り方

1 うなぎはフライパンに入れて酒をふり、中弱火にかけ、ふたをして３分ほど蒸す。添付のたれをからませ、食べやすく切って器に盛る。山芋はすりおろす。

2 小鍋にだし汁を入れて温め、**1** の山芋を加えてひと混ぜし、**1** のうなぎに添える。好みで山椒、わさび、のりを添える。

避けたい食べ方

妊娠中には控えたいレチノールが多いため、妊娠中の方は控えめに。

おすすめの食べ方

ぜひ、薬味として山椒を添えて。おいしいのはもちろん、うなぎは脂たっぷりなので胸焼けを防ぎます。

いわし

温　甘　鹹

こんなときにおすすめ

- メタボが気になる
- 骨が弱い
- 精神が不安定

青魚のなかでも特にEPAやDHAといった、生活習慣病の予防や老化防止にいい栄養素を含んでいます。骨を丈夫にするカルシウムと、カルシウムの吸収を促すビタミンDも豊富といいことずくめ。お腹周りの脂肪が気になる人にもおすすめです。弱った心《しん》を養う作用があり、血液の循環を促したり、消化吸収を助ける働きも。精神の安定もサポートします。生魚を調理するのが大変なときは、缶詰を利用するのも手です。

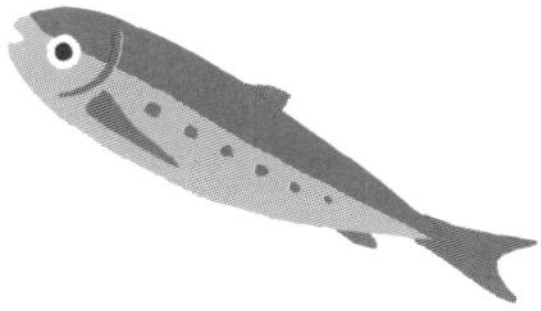

いわしのシチリア風ハーブパン粉焼き

にんにく、パセリと香り豊かな一品。気を巡らせて抵抗力を高める手助けをするので、疲れているときや風邪のひきはじめにもいいですよ。

材料〈2人分〉

いわし…3枚におろしたもの4枚

A | オリーブオイル…大さじ2
　| にんにく（刻む）…1かけ

パン粉…1/2カップ

B | パセリ（刻む）…大さじ2
　| 粉チーズ…大さじ1～2

酒…大さじ1と1/2

塩、こしょう…各適量

作り方

1 フライパンに**A**を入れて炒め、パン粉を加えてさらに炒める。パン粉が色づいたら火を止め、**B**を混ぜて加える。

2 いわしは酒をふって水気をふき、アルミホイルにおいて軽く塩、こしょうをふる。**1**をのせ、トースターで5～10分焼く。

おすすめの食べ方

薄切り玉ねぎと一緒に甘酢につけてマリネにすると、血液サラサラ効果が増します。

そば

微寒　甘

こんなときにおすすめ

- 不眠
- 熱っぽい
- お腹が張る

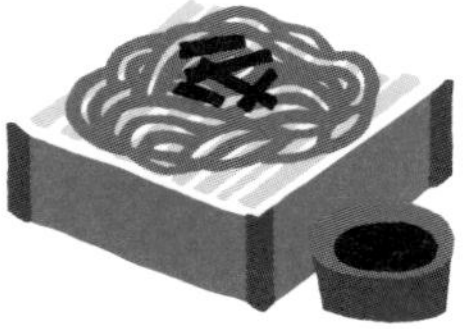

そばは6月中旬～8月中旬、9月中旬～11月中旬と1年に二度、旬を迎えます。体にこもった過剰な熱を冷まし、甘味が疲れを癒してくれるので、冬に向けて心身を養いたいこの時期にぴったり。そばに含まれるルチンには血圧を下げる効果もあります。消化不良やお腹の張りを改善するといわれており、気の流れを整えて頭痛やほてりを鎮めたり、高揚した気分やイライラを落ち着かせたいときにもおすすめです。

おすすめの食べ方

くるみだれと合わせて食べると生活習慣病の予防に最適です。

釜揚げ柑橘そば

柑橘の香りには気を動かす力があり、疲労回復やアンチエイジングにGood。
できればそば粉100%の十割そばがおすすめ。栄養たっぷりのそば湯も飲んで。

材料〈2人分〉

そば…2人前
柑橘（すだち、レモンなど）…適量
七味唐辛子…（好みで）少々
めんつゆ（3倍濃縮）…適量

作り方

1 そばは袋の表示通りにゆでる。柑橘は皮ごとごく薄切りにする。
2 器にゆで汁とそばを盛り、柑橘を散らす。好みで七味を入れためんつゆをかけながらいただく。

ゆるゆる養生メモ

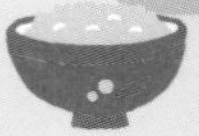

メンタルにいいはすの実

はすから採れる実は、中医学でよく使われる養生食材の一つ。はすの実はエネルギー補給力が強く、精神を安定させるので、不眠に悩む人にもおすすめ。お茶にして飲むのが一番手軽ですが、スープや煮物、デザートに使うこともあります。日本では、生のものは手に入りづらいですが、乾燥させたものをオンラインショップや漢方食材店で購入することができますよ。

なつめ

温　甘

こんなときにおすすめ

- 疲れやすい
- 胃腸の調子が悪い
- 月経のトラブルがある

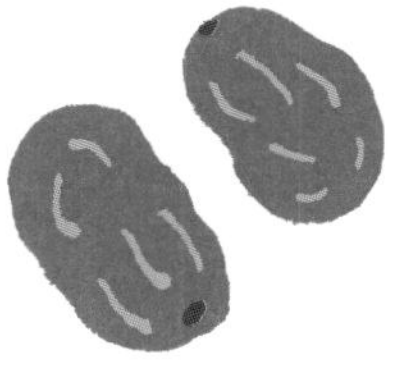

　漢方でよく使われる食材の一つ。中国や台湾では日常的に食べられ、気血を補うスーパーフードとして知られています。特に血を補う作用に優れ、胃腸を丈夫にするので、若々しさを保ちたい女性にはぴったり。月経不順や月経期間が長い・短いといった婦人科系のトラブルにも効果的です。

　生のなつめは日本では手に入りにくいですが、生薬は乾燥なつめです。イライラ、不眠といった精神的な不調を癒す効果もあります。

おすすめの食べ方

青梅の毒素を抜くので、梅酒を作るときは乾燥なつめを2個ほど入れると◎。その場合、なつめは食べないこと。

避けたい食べ方

エネルギーが強いため、食べすぎると鼻血が出ることも。一度に大量に食べないように。

なつめ甘酒

“飲む点滴”ともいわれる甘酒と合わせて薬効が倍増！　美肌作りにおすすめ。

材料〈作りやすい分量〉

乾燥なつめ…5個
甘酒…300cc
すだち…1個

作り方

1 なつめは洗って手でちぎる。
2 1を甘酒に浸して冷蔵庫で2時間～一晩おく。すだちをしぼっていただく。

なつめと黒豆の梅甘露

黒豆が加わり、アンチエイジング効果がますますアップ！

材料〈2人分〉

乾燥なつめ…10個
黒豆（蒸し煮）…1カップ
A ｜黒砂糖（または砂糖）…80g
　｜梅干し…大1個
　｜水…1カップ
　｜黒酢（または酢）…大さじ1～2

作り方

1 すべての材料を小鍋に入れて、中弱火で13分ほど煮る。

葛

涼　辛　甘

和食や和菓子に用いられる葛《くず》は過剰な熱を取り除く作用があり、風邪のひきはじめなどの熱っぽさに効果的。風邪薬として使われる葛根湯《かっこんとう》は、葛の根を使った生薬です。筋肉を潤し、首や肩のこりを緩和する力も。葛は葛根から取り出したでんぷんでイソフラボンを多く含み、栄養豊富。本葛はやや値段が張りますが、それは作るのにとても手間がかかるから。ホルモンバランスを整える働きもあり、婦人科系のトラブルにも。

こんなときにおすすめ

- 熱がある
- 首や肩がこっている
- ホルモンバランスが乱れている

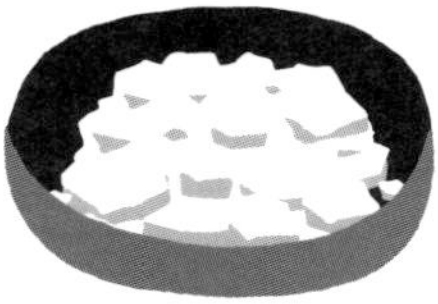

おすすめの食べ方

葛もちや葛きりのつるんとした食感は爽快。クッキー生地に加えるとホロホロと優しい食感に。

はちみつ葛湯

はちみつを加えることで飲みやすくなり、抗菌作用もアップ！
風邪のひきはじめに効果的です。冷え性の人はぜひおろししょうがを加えて。

材料〈2人分〉

A
- 水…150cc
- 葛…小さじ 1 と 1/2

はちみつ…好みの量

作り方

1 小鍋に A を入れ、中火にかけて混ぜながら透明感が出るまで練る。
2 1 をカップに注ぎ、はちみつを加えていただく。

ゆるゆる養生メモ

乾燥による不調を癒すれんこん葛湯

日本に伝わる民間療法でもあるれんこん葛湯は、潤い補給率が高いれんこんと葛を合わせた滋養ドリンク。

小鍋に水 150cc と葛小さじ 1 と 1/2 を入れて火にかけ、透明感が出るまで練り混ぜます。そこに、皮ごとのすりおろしれんこん大さじ 1 と 1/2 を加えれば完成！

風邪のひきはじめや、喉の不快な症状の改善に効果的です。

モロヘイヤ

涼　甘　苦

こんなときにおすすめ

- 精神不安
- 肌や髪がパサつく
- 便秘がち

食物繊維やビタミン、ミネラルを豊富に含み、クレオパトラも食べていたといわれるモロヘイヤ。中医学的に見ると、モロヘイヤは体の過剰な熱を冷まし、潤いを補う食材。紫外線や冷房で髪や肌が乾燥している人は、潤いが不足している可能性大ですから、積極的に食べるといいでしょう。独特のぬめりはたんぱく質の吸収を助ける消化酵素としても働いてくれるので、肉料理の付け合わせにもいいですね。

厚揚げのモロヘイヤソース

厚揚げは大豆と同じく抵抗力アップや元気をつけるのにいい食材。
老化を防ぎ、目の疲れを癒す効果もあります。

材料〈2人分〉

モロヘイヤ…1束
厚揚げ…1個
しょうゆ…少々
A
- だし汁…大さじ4
- 練りわさび…小さじ1/2
- 塩…2つまみ

作り方

1 厚揚げは8等分に切り、フライパンやグリルでこんがり焼いて器に盛り、しょうゆをかける。

2 モロヘイヤは塩少々（分量外）を入れた熱湯でゆで、水で洗ってからたたく。合わせた**A**であえ、**1**にのせる。

おすすめの食べ方

いつものチキンカレーに刻んだモロヘイヤを入れて。疲労回復し、体に潤いを与えます。

松の実

微温　甘

松の実は〝仙人の食べ物〟といわれるほど栄養抜群。体内に潤いを与える作用があるので、乾燥が進んでくる秋口に積極的に食べたい食材です。髪や肌、爪に潤いを与え、乾燥からくる咳や便秘の解消にも効果的です。腎を補い、スタミナをつけてくれるので、滋養強壮や抵抗力アップにもよく、加齢による気力や体力の衰えを防ぐ効果も。十分な薬効を得るには、できたらひとつかみ分くらいたっぷりと食べるのがおすすめです。

おすすめの食べ方

松の実をペースト状にして米と一緒にお粥にした松の実粥は、滋養が高く美味。

こんなときにおすすめ

- 老けてきた
- 空咳が出る
- 便秘がち
- 肌が弱い

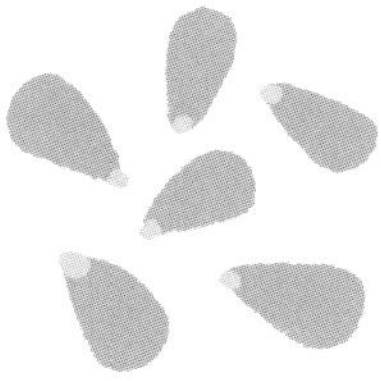

仙人のポケットおやつ

丸ごと食べられる煮干しは栄養満点！
松の実と合わせて便秘や咳を解消する力が高まります。

材料〈作りやすい分量〉

松の実…大さじ5
煮干し（小さめのもの）…40g

作り方

1 煮干しは耐熱容器に入れ、ラップをせずに電子レンジ（600W）で2分加熱する。

2 松の実はフライパンに入れ、表面がほんのり色づき、香りが立つまで弱火で3～4分から煎りし、**1**と合わせる。

ゆるゆる養生メモ

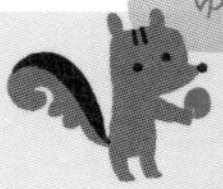

憂鬱や不安感はジャーナリングで整理

　不安や心配事を頭の中でこねくり回していると、問題や解決法があいまいなまま心を憂鬱感でふさいでしまいます。あれこれと思い悩みやすい人は、悩みや不安をノートに書き出す「ジャーナリング」をしましょう。書き出して頭の中にあることを客観視することは、気持ちの整理に役立ちます。また、書く、人に話すなど「頭の外に出す」ことで気持ちもスッキリしますよ。

OCTOBER

10月の
暮らしと食養生

空気の乾燥による呼吸器系の不調に気をつけたいとき。
豆腐や里芋、柿など体を潤す作用をもつ食材を、
日々の暮らしでしっかり取り入れましょう。

10月

OCTOBER

乾燥対策に気をつけながら リラックスして過ごそう

食材や暮らしの工夫で 肺の乾燥を防ぐ

暦でいうと、ついに実りの秋の最終章。少しずつ活動量を落としながら、冬に向けての準備を進めていくといいときです。

秋は肺の季節とされ、肺が活発に働くとき。ただ、肺は乾燥に弱いので、乾燥の進む秋は同時に肺に負担がかかりやすい時期でもあります。

この時期に大切なのは、肌寒く感じても、いきなり厚着をしないこと。Tシャツからいきなりダウンジャケットに……というのは大げさですが、カーディガンを羽織る、ストールを巻くなど着るものを少しずつ足していき、寒さに体を慣らしていきましょう。

夜も、肌寒く感じるからといっていきなり厚手の毛布を増やすと、寝ている間に暑くなってしまうこともあります。そうすると発汗し、貴重な潤いを消耗してしまいます。

肺は潤いを好み、乾燥を嫌う臓器。発汗は体から潤いを奪い、乾燥を招きますから、この時期はホットヨガなどたくさんの汗をかくようなことはなるべく避けましょう。

もちろん、適度に水をとる、加湿器を使うといったアクションも乾燥を防ぐにはとても有効です。

そしてメンタル面では、秋は今、手元にあるものに満足し、あくせくと動かないこと。焦らず、身の回りにある幸せを大切にしましょうね。

体質別今月のおすすめ食材

気虚タイプ
- 栗→P208
- 銀杏→P209
- じゃがいも→P210
- かぼちゃ→P212
- 里芋→P213
- くるみ→P215
- しいたけ→P216
- しめじ→P217

血虚タイプ
- 栗→P208
- にんじん→P214
- しいたけ→P216
- しめじ→P217
- まつたけ→P217
- ちんげん菜→P218

陰虚タイプ
- 豆腐・豆乳・湯葉→P206
- 銀杏→P209
- アーモンド→P213
- くるみ→P215

気滞タイプ
- にんじん→P214

今月起こりやすい不調

不調① 呼吸器系のトラブル

空気の乾燥で肺が弱ると、空咳や痰がからむといった呼吸器系の不調が起こります。そうした不調をやわらげてくれるのが豆腐や里芋、柿、ゆり根といった潤い効果をもつ食材。特に豆腐は手軽に食べられますし、気持ちを安定させる効果のあるトリプトファンもたっぷり。揺らぎやすいメンタルを整えてくれます。

　また、肌を寒さに慣らすことは肺を鍛えることになり、風邪の予防にもなります。寒くなりはじめたタイミングでいきなり暖房をつけたりせず、肌寒さを感じるくらいの状態で少しずつ体を寒さに慣らすと、体も季節の変化に順応しやすくなりますよ。

不調② 肌の乾燥

肺が弱ることは、関連する大腸にも影響を与えます。大腸は潤いを吸収する場なので、肺—大腸の弱りは結果的に肌が乾燥するといった肌のトラブルにつながることも。

　肌の乾燥も肺と同じく、体を潤す食材の補給が効果的。にんじんやブロッコリーなどの緑黄色野菜や、しめじやまいたけなど、きのこもおすすめです。

　食養生は薬のように即効性が期待できるわけではないので、不調が起きてから食べるよりも、日頃から意識して取り入れることで不調が起こりづらい体作りにつながるもの。季節に合わせた食材を心がけてくださいね。

瘀血タイプ
栗→P208
銀杏→P209
里芋→P213
しいたけ→P216
ちんげん菜→P218

痰湿タイプ
豆腐・豆乳・湯葉→P206
柿→P219

豆腐・豆乳・湯葉

豆腐	寒	甘	鹹
豆乳	平	甘	鹹
湯葉	平	甘	

こんなときにおすすめ

- 落ち込みやすい
- 肌が乾燥している
- 喉が渇く

乾燥から体を守り心身を内側から整える

　豆腐や豆乳、湯葉といった大豆製品は大豆と似た性質をもっています。豆腐は余分な熱を取り、津《しん》液《えき》という血液以外の水分を補って体に適度な潤いを与えます。ちなみに木綿豆腐はカルシウムが絹ごしより多く、絹ごしはビタミン類が木綿より多く含まれています。肌や髪の毛の乾燥、便秘に悩む人にもとてもいい食材。トリプトファンという精神安定に欠かせない成分も含まれており、疲労やストレスなどメンタルの不調もカバー。良質なたんぱく質もとれますし、消化に負担がかからないため、胃腸が弱っているときにも。

　また、脳のアンチエイジングやコレステロール値の低下にいいレシチンという成分も入っており、老化が気になる人にもおすすめ。肌のターンオーバーを整えるので、夏にたくさん日に焼けた人は大豆食品を積極的にとりましょう。

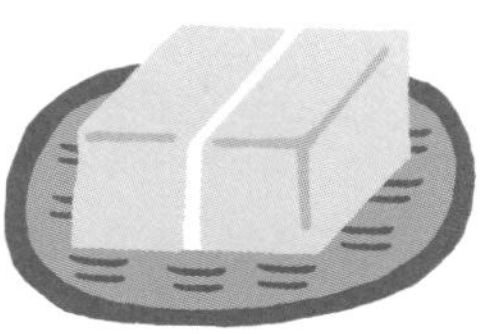

おすすめの食べ方

良質な植物性たんぱく質と吸収しやすいカルシウムが豊富。豆腐は体を冷やすのでおろししょうがやねぎと一緒に食べて。

豆腐・豆乳・湯葉のおすすめレシピ

豆乳の台湾風ふるふるスープ

豆乳で血を補い、酢で血流アップ！　体を潤し、
抵抗力を高めてくれるアジアンスープです。

材料〈2人分〉

豆乳…2カップ
万能ねぎ…大さじ1
A｜黒酢…大さじ2
　｜しょうゆ…小さじ4
かつお節…大さじ1
ラー油（好みで）…少々

作り方

1 鍋に豆乳を入れて沸騰直前まで沸かす。ねぎは小口切りにする。

2 カップに**A**を半量ずつ入れ、**1**の豆乳を注ぐ。かつお節とねぎをのせ、好みでラー油をたらす。

湯葉湯豆腐

湯葉＆豆腐、Wの力で潤い補給効果が倍増！　湯葉は豆腐よりも
ギュッと栄養が凝縮しており、滋養強壮効果も抜群です。

材料〈2人分〉

湯葉…1枚
昆布…1枚（4×4cm）
豆腐…1丁
ポン酢やしょうゆ…各適量
しょうがのすりおろしなど好みの
　薬味…各適量

作り方

1 鍋に昆布を敷いて豆腐を入れ、かぶるくらいの水（分量外）を注いで中火にかける。

2 豆腐がユラッときたら湯葉を加える。ポン酢やしょうゆ、しょうがのすりおろし、ゆず、みつばなど好みの薬味を添えていただく。

カモミールソイミルクティー

鎮静効果が高いカモミールティー。豆乳を加えることで
メンタルを落ち着かせる効果が高まりますよ。

材料〈2人分〉

豆乳…400cc
A｜水…1/2カップ
　｜カモミールの茶葉
　｜　…大さじ1と1/2
　｜黒砂糖（なければ砂糖）
　｜　…大さじ2

作り方

1 小鍋に**A**を入れて中火で煮出す。

2 豆乳を加え温め、1/2量ずつカップに注ぐ。

栗

温　甘　鹹

秋の味覚の代表格。胃腸を元気にして、夏の疲れが残る心身を癒します。

生命力を司《つかさど》る腎《じん》の機能を助けてくれるため、老化によって起こる足腰のだるさや頻尿、抜け毛といったトラブルに有効。渋皮には抗酸化作用をもつタンニンが含まれ、アンチエイジング効果も期待できます。

血流をよくするとともに、出血を止める作用もあるので、鼻血が出やすいときにもおすすめです。

こんなときにおすすめ

- 足腰がだるい
- 胃腸の調子が悪い
- 頻尿だ

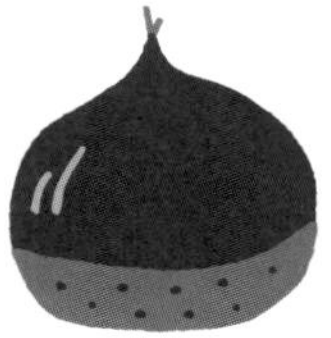

おすすめの食べ方

もち米ひとつかみを加えたお米と栗を合わせると、脾胃の働きを助けるエナジー食になります。

栗のクイックポタージュ

栗は滋養強壮力が高く、栄養たっぷり。豆乳の上質なたんぱく質が合わさり、ますます体を元気にします。抜け毛にも効果的な食べ合わせ。

材料〈2人分〉

甘栗…10個
豆乳…2カップ
塩、こしょう…各少々

作り方

1 栗は殻をむいてすりおろす。
2 1を鍋に入れて豆乳を加え、5分ほど煮る。塩、こしょうで味をととのえる。

ゆるゆる養生メモ

菓子パンは食事ではありません

手軽に食べられる菓子パン。朝食や軽食に食べている人も多いと思いますが、これは食事にはなりません。砂糖たっぷりの甘いものの食べすぎは胃腸を弱め、頭痛や憂鬱感といった不調を引き起こします。

特に朝食は一日のエネルギーを生み出す大事なもの。お粥やご飯、おみそ汁など、栄養があって温かいものをいただきましょう。

銀杏

平　甘　苦

こんなときにおすすめ

- 咳や痰が出る
- 頻尿だ
- おりものが多い

銀杏は肺に潤いを与えて機能を助けるので、乾燥で肺が弱る秋にぴったり。咳や痰、喉の痛み、ぜんそくといった呼吸器系のトラブルを改善します。特に慢性的な咳や息切れに効果を発揮します。

さらに、収れん作用があるため、頻尿やおりものといった留める力が弱っていることで起きている不調を軽減する効果も。脳の血流を高める作用があり、ドイツでは頭痛薬やアルツハイマー病の薬として使われています。

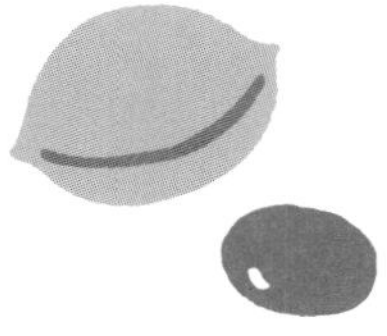

銀杏と牡蠣のオイスターソース炒め

銀杏×牡蠣の組み合わせで体を潤す作用がアップ！
牡蠣は不安や憂鬱を解消する効果があり、気持ちも落ち着かせます。

材料〈2人分〉

銀杏…10～15粒
牡蠣…8個
片栗粉…適量
長ねぎ…1/3本
ごま油…大さじ1
A｜オイスターソース、酒…各大さじ1
　｜しょうゆ…小さじ2

作り方

1 牡蠣は3%くらいの塩水で洗って水気をふき、片栗粉をまぶす。長ねぎは斜め薄切りにする。

2 フライパンを中火にかけてごま油をなじませ、**1**の牡蠣を焼く。殻をむいた銀杏を入れ、**A**を加えて全体にからめる。

避けたい食べ方

生の実には毒があるため、必ず加熱調理して食べましょう。

おすすめの食べ方

銀杏10粒ほどをつぶして小麦粉と水を加えて生地にして焼いた銀杏のクレープは乙。砂糖をまぶせばおやつにも。

じゃがいも

平　甘

こんなときにおすすめ

- 胃腸の調子が悪い
- 疲れやすい
- 便秘がち
- 美肌になりたい

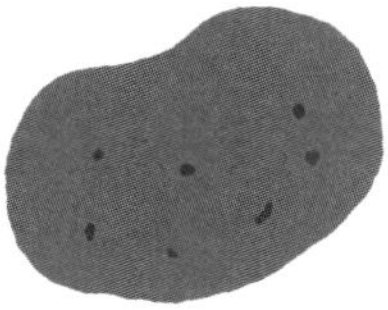

体力をつけ 胃腸の働きを改善

ストレスや過労で脾胃《ひい》が弱ると、消化不良でお腹を下したり、栄養の吸収がうまくいかずに気力・体力が落ちたりという状態になります。そんなときにおすすめなのがじゃがいも。気を補給し、胃腸の調子を整えてくれます。

老廃物の排出を促すので、不要なものがたまって心身が重だるいときにもおすすめ。体を健康に保つのに必要な栄養や潤いをすみずみにまで行き渡らせます。しみの予防やストレス緩和にいいビタミンCも豊富で、デンプンに守られているため加熱しても壊れづらいのがうれしいところ。また、カリウムが腎機能を助け、血圧を下げる働きもあるので、塩分が気になる人に特にいい食材です。栄養成分は皮に近いところに含まれているので、ぜひ皮ごと炒めたり、蒸したりと、いろいろな調理法でおいしくいただきましょう！

避けたい食べ方

芽にはソラニンという毒素が含まれているので、必ず取り除いてから調理してくださいね。

おすすめの食べ方

新じゃがはスライサーで薄切りにして数秒ほどさっとゆで、酢の物に。つき出しにもいいですよ。

じゃがいものおすすめレシピ

ガーリックカレーポテト

にんにく＆カレーのスタミナ食材と合わせて体をますます元気に！

材料〈2人分〉

じゃがいも…2～3個
にんにく…2かけ
オリーブオイル…大さじ1
酒…大さじ2
A｜塩、こしょう、カレー粉…各少々

作り方

1 じゃがいもは皮をむいて角切りにする。にんにくは粗く刻む。
2 フライパンにオリーブオイルと**1**を入れて弱火で熱し、5分炒める。
3 酒をふってふたをして、5分ほど蒸し煮にする。水分がとんだら**A**をふってなじませる。

粉ふきじゃがいも

低温でゆっくりゆでると甘味がアップ。のりと合わせて滋養強壮力も高まります。

材料〈2人分〉

じゃがいも（あれば新じゃが）…2個
青のり…大さじ1～2
塩、こしょう…各少々

作り方

1 じゃがいもはたわしで洗い、鍋にかぶるくらいの水（分量外）と塩少々（分量外）を入れてふたをし、水からゆでる。
2 竹串を刺してスッと通るくらい柔らかくなったら湯を捨て、から煎りして粉ふきにする。青のりと塩、こしょうをふる。

ニョッキ

じゃがいも×小麦粉で気持ちを落ち着け、胃腸の働きも整えます。

材料〈2人分〉

じゃがいも…2個
A｜小麦粉…50～60g
　｜粉チーズ…大さじ1
　｜塩、こしょう…各少々
小麦粉（打ち粉用）…適量
バター、チーズ、トマトソース、クリームソース（好みで）…適量

作り方

1 じゃがいもはたわしで洗い、鍋にかぶるくらいの水（分量外）と塩少々（分量外）を入れてふたをし、水からゆでる。竹串を刺してスッと通るくらい柔らかくなったら湯を捨て、から煎りして粉ふきにする。水分がとんだら皮をむく。
2 ボウルに**1**を入れて**A**を加える。混ぜ合わせてひとまとめにする。打ち粉をして直径3cm大の棒状にする。1cm幅に切り分けて丸め、フォークを当てて跡をつける。
3 熱湯に塩少々（分量外）を入れてゆで、浮いてきたらザルに上げる。好みでバターやチーズ、トマトソース、クリームソースなどとあえていただく。

かぼちゃ

温　甘

「かぼちゃを食べると風邪をひかない」という言い伝えがあるほど滋養強壮に効果的なかぼちゃ。体を温め、元気をつけてくれます。お腹の調子を整え、消化吸収を促す働きも。
　また、かぼちゃの種は生薬として使われ、種を煎って食べると虫下しにいいとされています。体力・気力を補うので慢性的な疲労にも有効。ストレスフルな生活で疲れている人は試してみてくださいね。

こんなときにおすすめ

- 胃腸の調子が悪い
- 疲れている
- 冷え性

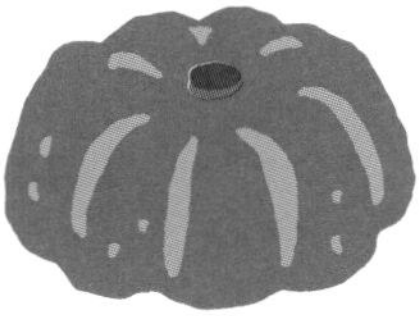

おすすめの食べ方

かぼちゃの栄養素は油で調理すると体への吸収がよくなります。柔らかく煮たり、蒸したものは離乳食や年配の方の滋養食にもいいですよ。

かぼちゃのしょうが蒸し

かぼちゃ×しょうがで温め効果がアップ！
風邪の予防にもぴったりなほっこり味の煮物です。

材料〈2人分〉

かぼちゃ…1/4 個
しょうが…1/2 かけ
砂糖…小さじ 2
塩…少々

作り方

1 かぼちゃは食べやすい大きさに切る。しょうがは皮ごと細切りにする。

2 鍋に **1** のかぼちゃを並べ、砂糖をまぶして 10 分ほどおく。塩をふって **1** のしょうがを散らす。水 50cc（分量外）を加えてふたをし、8 ～ 10 分中弱火で蒸し煮にする。

ゆるゆる養生メモ

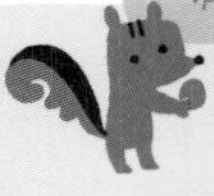

消化のいいものを腹八分で

　胃腸の状態は、心身を健康に保つ上でとても大切です。お腹が空いていないのにお菓子をつまむ、お腹がパンパンになるまで食べてしまうということがありませんか？　油っこいものや甘いもの、体温より冷たいものは胃腸に負担がかかるので控えめに。そして、腹八分を心がけましょう。

里芋

平　甘　辛

こんなときにおすすめ

- 胃腸の調子が悪い
- 疲れやすい
- 咳や痰が出る

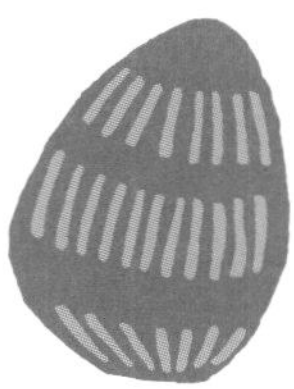

ねばねば、むちむちした食感がなんともおいしい里芋。粘りは粘膜を保護し、水分代謝と消化器系を元気にする働きがあります。消化を担う脾《ひ》を養い、エネルギーを全身に送り出す力を増強。疲れやすい、食欲がないといった不調を改善します。

　また、たまった不要物を排出する力が強いので、むくみや便秘の解消に効果的。実りの秋は胃腸を健やかに保ち、食事を通してしっかりと養生しましょう。

おすすめの食べ方

粘りのある野菜は焼くだけで十分おいしい。200°Cのオーブンで皮ごと20～30分焼いて、オリーブオイルと塩で堪能して。

里芋のくるみみそ田楽

里芋にくるみみそを合わせて、滋養強壮効果がアップ。
乾燥で弱った体を元気づけてくれます。

材料〈2人分〉

里芋…5～6個
くるみ…5粒
A　みそ、酒、砂糖…各大さじ1
　　みりん…大さじ2

作り方

1 里芋は皮に一周切り込みを入れて耐熱容器に入れ、水適量（分量外）をふる。ラップをふんわりかけ、電子レンジ（600W）で4～6分加熱する。くるみはすりおろし、Aと合わせる。
2 1の里芋に1のたれをぬり、熱した魚焼きグリルで焼く。

ゆるゆる養生メモ

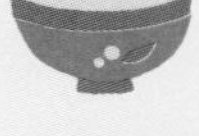

アンチエイジングにいいアーモンド

　栄養豊富で低糖質のアーモンドは美容や健康効果が抜群。中医学では血行を促進し、神経を活性化させ、若返りを促すとされています。肌や肺に潤いを与え、胃腸を整える作用もあるため、便秘解消効果も。アーモンドミルクも同様の効果をもつため、温めていただくと、心もホッとやすらぎます。

にんじん

平　甘

血を補って肝の働きを高め、眼精疲労の回復を助けてくれます。角膜の新陳代謝を促す作用があるため、ドライアイの改善にも効果的。豊富なβ-カロテンが体の機能を高めます。

また、胃腸の働きを整えて、下痢や便秘を改善し、消化を促す効果も。太りやすい人は消化力が落ち、体の中に不要物がたくさんたまっている状態なので、そうした体質の改善にも効果が期待できます。

こんなときにおすすめ

- 肌が乾燥している
- 目が疲れやすい
- 太りやすい

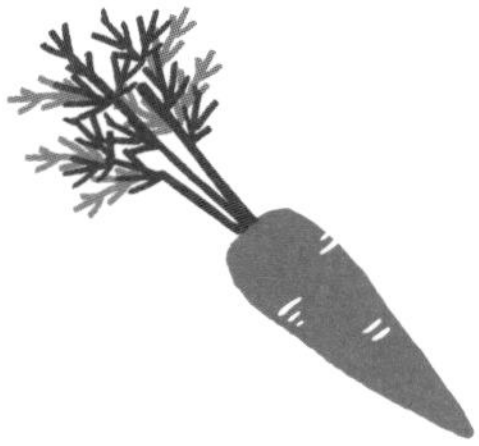

おすすめの食べ方

β-カロテンは油と合わせると効率よく吸収できます。生食なら酢や柑橘果汁をしぼって。

にんじんのピリ辛煮

にんじんのカロテン×唐辛子のカプサイシンで美容効果が高まります。

材料〈2人分〉

にんじん…大1本
赤唐辛子…1本
A　だし汁…1カップ
　　酒、しょうゆ、みりん
　　　…各大さじ1
　　砂糖…小さじ2

作り方

1. にんじんは乱切りにする。赤唐辛子は種を取ってちぎる。
2. 鍋にすべての材料を入れ、落としぶたをして中弱火で15～20分煮る。

にんじんといかのしりしり

にんじんといかの食べ合わせはアンチエイジング効果が倍増！

材料〈2人分〉

にんじん…小1本
にんにく…1かけ
いか…小1杯
サラダ油…大さじ1
塩…2つまみ
めんつゆ（3倍濃縮）…大さじ1

作り方

1. にんじんはせん切りにする。にんにくは薄切りにする。いかは内臓を取って食べやすく切る。
2. フライパンを中火にかけてサラダ油をなじませて1のにんにくを入れ、いか、にんじんを炒めて塩をふる。めんつゆを加えて炒め合わせる。

くるみ

温　甘

避けたい食べ方

カロリーが高めなので、一度にたくさん食べない方がいいでしょう。

おすすめの食べ方

くるみはすりおろすとコクがアップ。から煎りするとポリフェノールが増します。

こんなときにおすすめ

- もの忘れが多い
- 腰痛
- 咳が出る

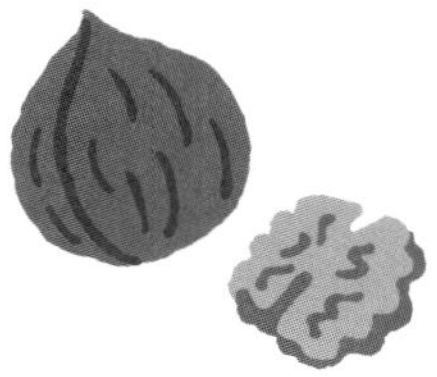

くるみのように実のものは生命力の宝庫。不飽和脂肪酸を豊富に含み、生命力を司《つかさど》る腎を養う力があり、脳を健やかに保ちます。これは似《に》類《るい》補《ほ》類《るい》といって、形が似たものはその部位に働きかけるといわれています。疲れやすい、集中力や記憶力の低下を感じるときなどにも有効。そのほか肺の機能を高めて咳を止めたり、良質な油分が腸の粘膜を潤すので便秘の解消にも効果的です。一日7、8粒を目安に食べるといいですよ。

くるみとおからのメープルグラノーラ

おからは大豆と同じ働きをもっているのでやはり脳にいい食材。
ナッツにフルーツと心身を癒す食材がたっぷりで、疲労回復に Good ！

材料〈作りやすい分量〉

くるみ…30g
おから…200g
メープルシロップ…50cc
好みのドライフルーツ…50g

作り方

1 オーブンは170度に温める。天板にクッキングシートを敷き、おからを広げ、メープルシロップをかける。空いているところにくるみをのせる。

2 オーブンで10分ほど焼き、裏返して20分ほど焼く（くるみは焦げ目がついたら途中で取り出す）。

3 くるみとドライフルーツを刻み、**2** のおからと混ぜ合わせる。

ゆるゆる養生メモ

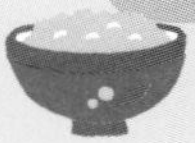

疲れを癒すくるみとアジのなめろう

アジの刺身2人分を並べ、みそ大さじ1、すりおろしたくるみ3粒分、刻んだ薬味（みょうが、しそ、万能ねぎ、しょうが）をのせてたたくとお手軽なめろうに。疲れを癒し、脳を元気にします。

しいたけ

平　甘

こんなときにおすすめ

- 吹き出物がある
- 疲れやすい
- 老化が気になる

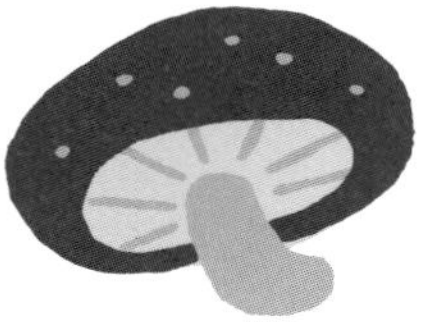

気を補い、体を元気にしてくれるしいたけ。食欲不振や胃もたれといった、体のエネルギー不足で起こる不快な症状をやわらげてくれます。ちなみに干したものはさらに栄養価が高く、中国では一般的に干ししいたけが食され、漢方の生薬としても使われます。干ししいたけは腎《じん》・肝・胃を元気にする力があり、老化対策やストレス対策に最適。胃腸が虚弱な人にもおすすめの食材です。日持ちするので、常備しておくといいですね。

おすすめの食べ方

調理するときは低温で加熱し、しいたけだけでなく、しめじやまいたけなど数種類のきのこを合わせると旨みがグンと上がります。

しいたけのじわじわ焼き

しいたけはじっくりと焼くことで旨みが凝縮。
塩やしょうゆを加え、胃腸の働きを整える効果がさらにアップ！

材料〈2人分〉

しいたけ…4枚
塩…4つまみ
塩、しょうゆ（好みで）…各適量

作り方

1 しいたけは軸の硬い部分を落とし、かさを下にして塩を1つまみずつふる。
2 熱した魚焼きグリルで**1**を焼く。しいたけから汁が出て、香りがしてきたらOK。好みで塩やしょうゆをかけていただく。

ゆるゆる養生メモ

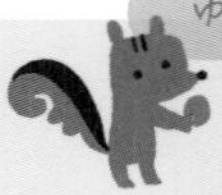

情報を遮断して神経を休めよう

　事件や事故などのショッキングなニュースは、見聞きするだけで心にショックを与えることも。特に感受性が強い、感情移入しやすい人は要注意。世界で起きている事実を知ることは大切ですが、そうした情報に過度に不安をあおられたり、ストレスを感じるときは、TVやインターネットから距離をおきましょう。情報を制限することも、現代を健やかに生きる秘訣です。

しめじ

涼　甘

こんなときにおすすめ

- 肌が荒れている
- 疲れている
- 便秘がち

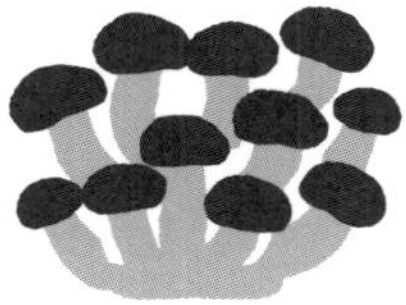

気血を補って、腎と肺を養います。気血を補うことで全身の血流を促し、疲労の回復にも効果的です。体に潤いを与える作用もあり、肌や髪のパサつき、便秘の解消にも。特に女性は毎月、月経で男性よりも大量に血を失うため、しめじのほかいろいろな食材で補うといいでしょう。

GABAが豊富に含まれており、イライラや神経の高ぶりを抑える作用も。頭に血が上ってむしゃくしゃするときにもおすすめです。

おすすめの食べ方

きのこの中でも二日酔いによいしめじ。お酒のアテにおすすめです。

しめじのスタミナ煮

にんにくは疲労回復にもよく、しめじとWの効果で元気をサポート！

材料〈2人分〉

しめじ…1パック

A
- にんにく…1かけ
- 鷹の爪…1本
- 酒、みりん…各大さじ2
- しょうゆ…大さじ1と1/2
- 砂糖…小さじ2
- 塩…少々

作り方

1. しめじは石づきを落とす。**A**のにんにくはすりおろす。
2. 鍋に**A**を沸かして**1**を入れ、しんなりするまで煮る。

ゆるゆる養生メモ

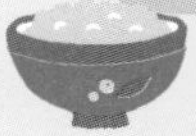

まつたけで血を補って髪を健やかに

香り高いまつたけは中医学的に見ると、血を補う力があります。どれだけケアしても髪や肌の乾燥がよくならないときは、血が不足しているせいかもしれません。同じきのこだとしめじも血を補う効果が高く、普段食べるのにはぴったりですね。焼いたまつたけにすだちをしぼるとリフレッシュ効果も。

ちんげん菜

平　甘

こんなときにおすすめ

- 口内炎がある
- 情緒不安定
- イライラする

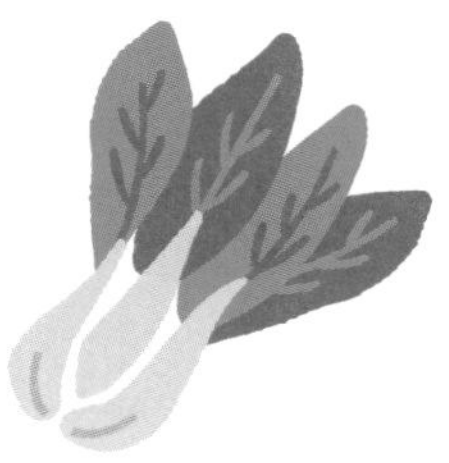

日本で一番ポピュラーな中国野菜。過剰な熱を冷まして血流を促し、精神を落ち着けます。熱が原因で起こる口内炎や吹き出物の解消におすすめ。また、脾の働きを助け、吸収を助ける働きもあるので、お腹の調子がよくないときにも食べられます。

カルシウムや鉄分、各種ビタミンも豊富で、骨粗鬆症《こつそしょうしょう》や貧血の予防にも効果的。内出血を抑制するため、特に産後の血行障害や長引く生理にもいいですよ。

ちんげん菜と豚肉の炒めもの

豚バラ肉の旨みがたまらないがっつり味のメインおかず。
ちんげん菜×豚肉が疲れ切った体を元気づけますよ。

材料〈2人分〉

ちんげん菜…2株
しょうが（またはにんにく）
…1/2 かけ
ごま油…大さじ 1
豚バラ肉…150g
A ｜オイスターソース…大さじ 1
｜しょうゆ…小さじ 2

作り方

1 ちんげん菜は長さを 3 等分に切り、根元は縦 6 つ割にする。5 分ほど水に放してザルに上げる。しょうがは薄切りにする。

2 フライパンを中火で熱しごま油をなじませ、**1** のしょうが、ちんげん菜の茎を炒めていったん取り出す。

3 豚肉を炒めてちんげん菜の葉を入れて油を回し、**A** を加え、**2** を戻し入れて全体を炒め合わせる。

おすすめの食べ方

調理の際は葉と茎に分け、茎から加熱すると火の通りが均一になります。

柿

寒　甘

こんなときにおすすめ

- 熱っぽい
- 喉が渇く
- 口内炎がある

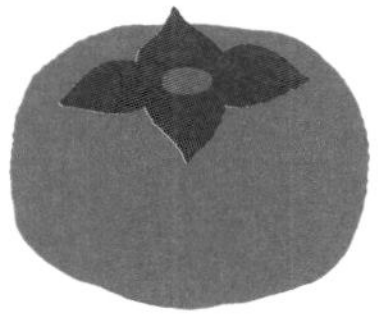

熟した柿はなんともいえない幸せの味。体内の熱を取り除き、体を潤す効果があり、空咳や喉の渇きを癒します。ビタミンCやβ-カロテンたっぷりで、風邪の予防にも効果的。柿はアルコールの分解に役立つタンニンが含まれているので、二日酔いの予防や解消にもおすすめです。ヘタや葉は生薬としても用いられ、ヘタはしゃっくりを止める効果も。渋柿の若い葉は殺菌作用もあるため、柿の葉寿司に活用されます。

避けたい食べ方

体を強烈に冷ます作用があるので、同じく体を冷ます食材と一緒に食べないこと。胃腸が冷えて下痢の原因になります。

セミドライ柿のおやつ

柿は寒性なので温め効果が高いシナモンと合わせると体質を選びません。体を元気にする作用も高まります。

材料〈2人分〉

柿…1～2個
シナモンシュガー（好みで）…適量

作り方

1 柿は薄切りにする。ザルに広げて風通しのいいところで2～3日干す。
2 好みでシナモンシュガーをふっていただく。

柿の薬膳シロップ

氷砂糖も柿と同じく体を潤す食材。しょうが、シナモンなどスパイスの温め作用も加わり、この時期にぴったりです。

材料〈2人分〉

柿…2個

A
氷砂糖…10個
しょうが（薄切り）…3枚
シナモンスティック、八角（いずれもあれば）…各少々

作り方

1 柿はくし型切りにし、清潔な保存容器に入れる。
2 鍋に水1カップ（分量外）、**A**を入れて熱し、氷砂糖が溶けたら火を止めて冷ます。**1**の容器に注いでふたをし、冷蔵庫で1週間保存可能。

ゆるゆる養生コラム

体も元気になる漢方おつまみ

適量なら、心身にいい作用をもたらすお酒。
お酒の毒をやわらげる「解酒毒食材」をつまみとして、
または飲んだ後にいただくとさらにいいですよ。

柿

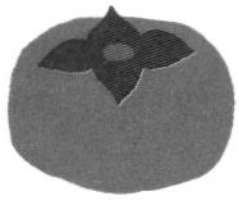

熟した柿は二日酔いの防止に効果的。肺を潤し、空咳や喉の渇きを鎮める作用もあります。口内炎の解消にも。

簡単おつまみ

食べやすく切った柿にレモン果汁をしぼり、生ハムと一緒に串に刺してピンチョスに。仕上げにオリーブオイルをかけます。生ハム（豚肉）と合わせると疲労回復効果が上がり、レモンでビタミンCがアップ。美肌効果も高まりますよ。

枝豆

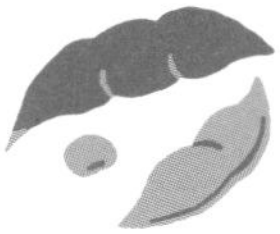

気力を補い、疲れを癒す働きもあるので、つまみにぴったり。体の重だるさを解消する働きもあります。

簡単おつまみ

ゆでた枝豆をフライパンでから煎りし、しょうゆと唐辛子をからめる。お酒はたんぱく質（枝豆）と合わせるとアルコールの分解が速まります。しょうゆの解毒作用も加わり、体の機能を高めてくれます。

しじみ

肝機能を高めるタウリンを豊富に含み、ほてりを鎮める作用もあります。二日酔いにはしじみのおみそ汁がぴったりです。

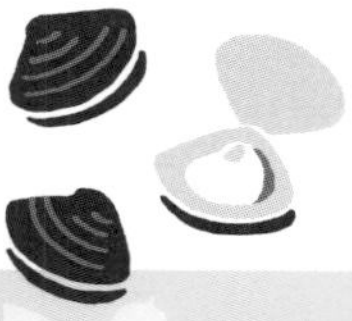

飲んだ後に

鍋にたっぷりの水としじみを入れて白濁するまで煮出し、みそをとく。3cm長さに刻んだみつばをたっぷり加え、お椀に注ぐ。しじみはもちろん、みそ汁の適度な塩分が水分の代謝を促進。みつばの香りで気持ち悪さも解消！

NOVEMBER

11月の
暮らしと食養生

空気の乾燥は、物悲しさや焦燥感にもつながります。
今月はたくさん食べて、よく眠り、のんびりと過ごしましょう。
さつまいもやきのこ、肉類は特におすすめ！

11月

NOVEMBER

冬の入り口。力のつくものを食べてエネルギーを回復！

悲しみやマイナス思考は「季節のせい」と捉えて

「最近なんだか物悲しい」「ちょっとしたことで気分が落ちる」「自分だけ周りにおいて行かれる気がする」……そんな気持ちになること、増えていませんか？

前述したように、外が乾燥するこの時期は肺が活発に働く季節でもあります。肺は乾燥に弱い臓器ですから、空気が乾燥すると必然的に弱りやすくなります。そうした気分の落ち込みは、肺が弱ることによって起こる症状です。

今の時期はセンチメンタルになったり、マイナス思考に陥ったとしても、ある程度「季節のせい」と捉えてしまって大丈夫。「自分が悪い」「頑張らなくちゃ」のように自分を責めすぎず、のんびり構えていてください。

ちなみに11月は、暦の上ではすでに冬に入ります。冬はこの一年頑張ってきた自分をねぎらい、来る次の春に向けて力を蓄えるとき。ですから、食事の面でも栄養のあるものをしっかり食べて、心身を滋養しましょう。冬の寒さを乗り越えるだけでも体はたくさんのエネルギーを必要とするので、この時期はお肉や油ものも適度に食べておくといいですね。

今が旬のさつまいもやきのこは気を補う作用が強く、エネルギーを与えてくれるので、頑丈な体作りにぴったり。疲れを癒し、しっかりと体力を回復させること。それが今しておきたいことであり、冬を元気に過ごす秘訣です。

体質別今月のおすすめ食材

気虚タイプ

まいたけ→P224
さつまいも→P228
いか→P233
なめこ→P234

血虚タイプ

れんこん→P226
さつまいも→P228

陰虚タイプ

まいたけ→P224
れんこん→P226
ゆり根→P227
さつまいも→P228
りんご→P230
梨→P231
杏仁→P231
いか→P233

気滞タイプ

杏仁→P231
春菊→P232
いか→P233

今月起こりやすい不調

不調① 不安や焦燥感

「気分が晴れない」「鬱々とする」という状態は鬱症といい、気の巡りが滞《とどこお》っているとも考えられます。気が滞ると、急に泣き出したり、イライラしたりと情緒が不安定になるほか、寝つきが悪くなったり、お腹の張りや喉がつまったような感覚があることも。いわゆる気滞《きたい》（P32）の症状が出てくるのです。

　これらを改善するには、気を巡らせること。この時期ならまいたけなどのきのこや香りのいい春菊などがおすすめです。また、ハーブティーを飲んだり、アロマをたいたり、「香り」に触れることが気分をリフレッシュさせ、憂鬱感を取り除いてくれますよ。

不調② 関節痛や腰痛

　空気の乾燥と冷え込みにより、ひじやひざといった関節の痛みや腰痛が起こりやすくなる時期です。こうした乾燥から起こる不調を防ぐのに役立つのが、ゆり根や梨、れんこん、大根のように肺を潤す白い食材です。潤いを補給することは関節や筋肉にも潤いを与えて関節痛を防ぐうえ、精神の安定ももたらしてくれます。

　もちろん、適度に水分をとることも大切。ただ、過剰にとりすぎると湿気が苦手な脾《ひ》の働きを鈍らせ、さらに脾の働きを支える腎《じん》に負担がかかります。腎は生命力の要となる部位ですから、腎を弱らせないためにも、潤いは水分ではなく、食材で補いましょう。

瘀血タイプ
納豆→P225
いか→P233

痰湿タイプ
りんご→P230
梨→P231
春菊→P232
わさび→P232

今月積極的にとりたい食材

まいたけ

微温　甘

こんなときにおすすめ

- 疲れやすい
- 老化が気になる
- 肥満

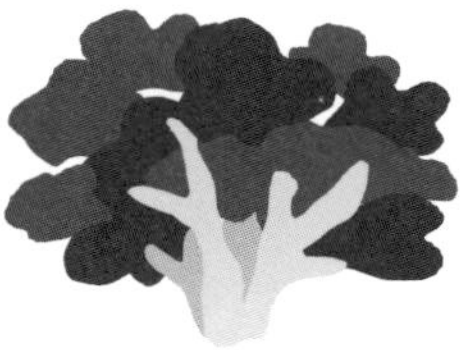

きのこの中でも抜群の薬効
体のバリア機能も高める

食物繊維が豊富なきのこは、薬膳の世界でも優秀な食材。中でもまいたけはがん予防の効果が特に高いといわれ、体の機能を高めるビタミン群がたくさん含まれています。不足している気を補い、健康な体の維持に欠かせない血と水を産出。血液の循環や水分の代謝を活性化します。

血圧や血糖値を正常にする働きもあるため、生活習慣病の予防にも効果的。便秘の改善、美肌作りもサポートしてくれます。

衛気《えき》といって外敵から体を守るエネルギーを強化してくれます。花粉症などアレルギーが出やすい人は衛気が弱まっている状態なので、春に向けてこの時期からまいたけなどを食べて強化しておくことをおすすめします。脂肪を燃焼させる働きもあるので、食欲の秋に食べすぎてしまった人にもいいですよ。

おすすめの食べ方

肉を柔らかくする酵素が含まれているので、肉と一緒に調理するのがおすすめ。また、他のきのこと合わせて使うと旨みや食感が合わさっておいしくなります。

まいたけのおすすめレシピ

ちょい干しまいたけの天ぷら

まいたけは天日干しするとビタミンDが増え、骨を強くします。
揚げることで便通作用も高まりますよ。

材料〈作りやすい分量〉

まいたけ…1パック
卵…1個
水…1カップ
氷…2～3個
小麦粉…80～100g
揚げ油…適量

作り方

1 まいたけはほぐしてザルに広げ、風通しのいい場所で20～30分干す。
2 ボウルに卵、水を入れてよく混ぜ、氷を入れる。小麦粉を加えてさっくりと混ぜる（ダマが残る程度でいい）。
3 まいたけをくぐらせ、高温の油で上げる。

まいたけとベーコンのバタポン炒め

まいたけ同様ビタミンが多く、滋養強壮力が高い豚肉。
ベーコンを使うことで風味が増し、お腹も満足の一品に！

材料〈2人分〉

まいたけ…1パック
スライスベーコン…2枚
バター…大さじ1
ポン酢…大さじ1～2

作り方

1 まいたけはほぐす。ベーコンは短冊切りにする。
2 フライパンを中火で熱し、バター、**1**のベーコンを入れて炒める。**1**のまいたけを加えて炒め、バターが回ったらポン酢を回しかける。

ゆるゆる養生メモ

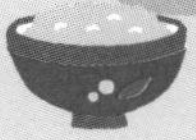

納豆で体を温め、血をサラサラに

日本人に欠かせない発酵食品、納豆。大豆がもつ薬効に加え、ナットウキナーゼという納豆独自の酵素により血液をきれいにする効果があるため、瘀血（P36）タイプには特におすすめです。血や気の流れを促すため、肩こりやくま、しみの解消にも効果的。

温性で体を温めてくれるので、これからの時期、冷えが気になる人にもいいですよ。

れんこん

寒　甘

こんなときにおすすめ

- 熱っぽい
- 乾燥が気になる
- 咳や痰が出る

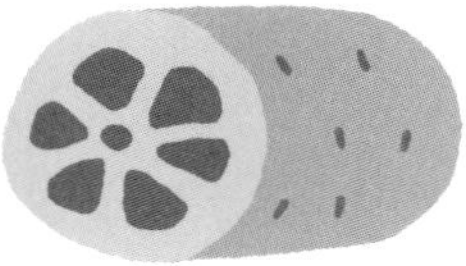

白い食材は潤い補給材。れんこんも例外ではありません。肺を潤し、喉の痛みや咳、痰といった不快な症状を改善。胃の粘膜を保護し、胃痛や腹痛もやわらげます。また、れんこんに含まれるデンプンには止血作用があり、歯茎の出血や鼻血を止めるといった効果も。

れんこんのポリフェノールには抗酸化作用や殺菌作用があり、皮にも多く含まれます。調理の際は皮はむかず、たわしでこすって汚れを落とすにとどめましょう。

おすすめの食べ方

養血効果もあるので、貧血気味の方はレバーと合わせた煮物や炒め物にすると相乗効果が。

避けたい食べ方

鉄製の調理器具だとれんこんが黒ずむので、ステンレス製などを使いましょう。

おろしれんこんのお椀

れんこんを梅干しや昆布と合わせれば、心身を滋養する力がパワーアップ。

材料〈2人分〉

A　れんこんのすりおろし…大さじ2
　　水…150cc

しょうゆ…少々

梅干し（たたく）、おぼろ昆布（好みで）…各適量

作り方

1. Aのれんこんはたわしでこすり洗いし、皮ごとすりおろす。
2. 小鍋にAを入れてひと煮立ちさせ、しょうゆを加える。
3. お椀に梅干しやおぼろ昆布を入れ、2を注ぐ。

昆布蒸しれんこん

食物繊維が豊富な昆布とれんこんのWの力でお通じ改善にも。

材料〈2人分〉

れんこん…200g

A　昆布…1枚（3×5cm）
　　水、酒…各大さじ2

塩…2つまみ

ポン酢…適量

作り方

1. れんこんは皮つきのまま縦5～6等分に切ってふきんに挟み、麺棒でたたいて水に放す。
2. フライパンにAを入れ、水気をきった1を入れる。塩をふってふたをし、弱火で3～4分蒸し煮にする。ポン酢をつけていただく。

ゆり根

平　甘　微苦

こんなときにおすすめ

- 咳が出る
- 不安やイライラがある
- 不眠

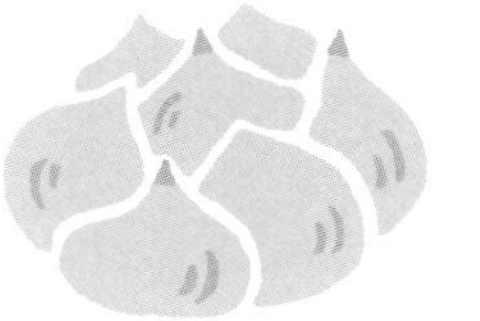

甘くてホクホクした食感のゆり根。精神安定作用が強く、漢方では不眠や動悸《どうき》、更年期障害、自律神経系の不調に使われます。ストレスでたかぶった気分を落ち着け、ストレスによる不眠や気分の落ち込みを軽減。同じく心身を滋養するお米と合わせて、ゆり根粥にするのもおすすめです。

白い食材＝肺を潤す効果もあるので、咳や痰といった呼吸器系の不快な症状の改善にも効果的。肌の乾燥もやわらげます。

ゆり根のポタージュ

ゆり根＆牛乳で美肌効果抜群！　肌の乾燥も防ぎます。
温性の玉ねぎが加わって、体の温め効果が増しますよ。

材料〈2人分〉

ゆり根…大1個
玉ねぎ…1/2個
オリーブオイル…大さじ1
牛乳…2カップ
昆布茶（または塩）、こしょう
…各少々

作り方

1 ゆり根はばらして洗い、茶色い部分があれば落とす。玉ねぎは薄切りにする。
2 小鍋を中火にかけてオリーブオイルをなじませ、**1**を炒める。塩少々（分量外）をふり、しんなりしたら、水1カップ（分量外）を加えてふたをし、中弱火で柔らかくなるまで煮て、火を止める。
3 **2**をミキサーにかけてペーストにし、鍋に戻して牛乳を加えて温める。昆布茶で味をととのえて器に注ぎ、好みでオリーブオイル適量（分量外）をたらし、こしょうをふる。

おすすめの食べ方

咳を止める効能もあり、抗菌作用が高いはちみつと煮るとさらなる効果が期待できます。

さつまいも

平　甘

こんなときにおすすめ

- 胃腸の調子が悪い
- 気力がない
- むくむ
- 便秘がち

甘みで心身を滋養
胃腸の働きもサポート

自然な甘さとホクホク食感がおいしいさつまいも。さつまいもの甘味には体を元気にする力があり、薬膳では胃腸を元気にする食材としておなじみです。

脾胃《ひい》に作用するため胃腸の働きを整え、食欲不振や胃もたれを解消。消化吸収がスムーズに行えるようになると、栄養が体内に行き渡り、心身がエネルギーで満たされます。

さらに、過剰な水分の排出を促したり、たっぷり含まれた食物繊維によって便秘を改善する効果も！　ビタミンCも豊富で、今の時期は風邪の予防にもうってつけです。

平性で体を温める作用も冷やす作用もないので、どんな体質の人も問題なく食べられる食材です。汁物にしたり、ご飯に混ぜたり、この時期ならではのおいしさを存分に楽しみましょう。

おすすめの食べ方

さつまいももお米も胃腸を整える食材。お粥に入れると、甘みととろみが弱った胃腸に優しく作用します。

さつまいものおすすめレシピ

さつまいものプルーン煮

プルーンもさつまいもも不足しがちなカリウムが豊富で、高血圧の予防に。栄養たっぷりの体に優しいおやつです。

材料〈2人分〉

さつまいも…中2本
ドライプルーン…3粒
クコの実（あれば）…大さじ1
砂糖…大さじ2～3

作り方

1 さつまいもはたわしでこすり、2cm厚さの輪切りにして水にさらす。

2 鍋に**1**とプルーン、あればクコの実、砂糖を入れ、かぶるくらいの水（分量外）を注ぐ。中弱火でさつまいもが柔らかくなるまで煮る。

さつまいもとチキンのデリ風

さつまいも×鶏肉で胃腸の養生に◎。食べごたえも満点です。

材料〈2人分〉

さつまいも…中1本
れんこん…1/2節
片栗粉…適量
鶏もも肉…1枚（250g）
A しょうゆ…大さじ1
　みりん…小さじ1
B しょうゆ、みりん…各大さじ2
　砂糖…小さじ1
黒炒りごま…小さじ2
サラダ油…適量

作り方

1 さつまいもとれんこんは1cmの輪切りにし、水にさらして水気をふき、片栗粉をはたく。鶏肉は**A**をもみ込み、さらに片栗粉をもみ込む。

2 フライパンに1cm深さの油を入れて**1**のさつまいもとれんこんを入れ、こんがり焼いて取り出す。鶏肉を入れて揚げ焼きにして取り出す。

3 ペーパータオルでふいてフライパンの汚れを取り、**2**を戻し、合わせた**B**、黒ごまを入れてからめる。

さつまいものシナモンバター

温め効果抜群のシナモン。さつまいもで元気をつけながら、内側から温めることで抵抗力も高まります。

材料〈2人分〉

さつまいも…中1本
バター…大さじ1
シナモンパウダー…少々

作り方

1 さつまいもは水で濡らしたペーパータオル2枚で包み、ラップをし、電子レンジ（600W）で4～5分加熱する。乱切りにする。

2 フライパンを中火にかけてバターを熱し、**1**を加えてゆっくり炒める。仕上げにシナモンパウダーをふる。

りんご

平　酸　甘

こんなときにおすすめ

- 消化不良
- 空咳が出る
- 下痢をしている

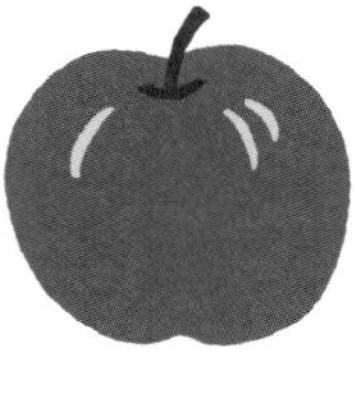

「一日1個のりんごで医者いらず」という言葉通り、たっぷりの水分にビタミンCにカリウム、食物繊維と栄養満点。風邪で空咳が出るときは乾燥して熱がこもっているので、まさにすりおろしたりんごがぴったりです。下痢がひどいときの水分補給にもおすすめ。腸内環境を整える働きもあり、腸内の善玉菌を増やしてくれるので、便秘の改善にも効果的。いい香りには、不安や焦燥感をやわらげる効果もありますよ。

おすすめの食べ方

皮に食物繊維が多く含まれており、消化を促す作用があります。

おろしりんごのはちみつレモン

りんご＆はちみつのWの効果で喉を潤し、乾燥からくる症状を軽減。レモンでビタミンCがプラスされ、抵抗力も高まります。

材料〈2人分〉

りんご…1個
レモン果汁…1/2個分
はちみつ…小さじ2

作り方

1 りんごはすりおろす。
2 **1**にレモン果汁とはちみつをかける。

アップルホットジュース

市販のりんごジュースも一手間加えると薬効がアップ！シナモンと合わせると、胃腸の整え効果が高まります。

材料〈2人分〉

りんごジュース（100%）…2カップ
シナモンスティック（または薄切りのしょうが3枚）…1本

作り方

1 小鍋にすべての材料を入れ、温める。

梨

涼　甘　微酸

こんなときにおすすめ

- 咳や痰が出る
- 寝汗をかく
- 喉が渇く
- 二日酔い

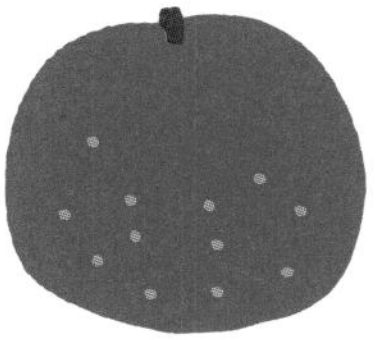

みずみずしい甘さと食感が魅力の梨は、この時期乾燥で弱りがちな肺を潤し、熱を冷ます働きがあります。炎症を抑えて乾燥を防ぐため、痛みを伴う空咳や喉の炎症など、呼吸器系のトラブルに効果的。出にくい痰を出し、炎症を抑えるほか、発熱時や運動後の水分補給としてもおすすめです。

カリウムを含み、過剰な塩分を排出する働きも。肌や髪の乾燥にも潤いを与えてくれるので、乾燥が強まるこの時期の強い味方です。

おすすめの食べ方

体の熱を冷ます作用があるので、冷え性の人は煮る、蒸すなど加熱調理して食べましょう。

蒸し梨

止まらない咳を鎮める梨のデザート。しょうがの温め作用で悪寒を散らす働きも。

材料〈2人分〉

梨…1個
クコの実（あれば）…適量
乾燥なつめ、しょうが（角切り）
…各適量
氷砂糖…8個

作り方

1. 梨は皮ごと横半分に切り、中央をスプーンで丸く取り除き、残りを半量ずつ耐熱容器に入れる。
2. あればクコの実やなつめ、しょうがをのせ、氷砂糖をそれぞれ数個ずつのせる。
3. 湯気の上がった蒸し器または水を張った深めの鍋に入れてふたをし、30～40分かけて弱火でゆっくりと蒸す。

ゆるゆる養生メモ

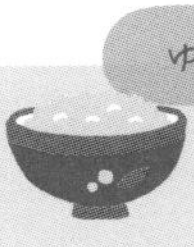

杏仁で喉や肺を潤し咳を鎮める

杏仁豆腐の風味の元である杏仁。あんずの種子で、漢方では咳やぜんそくなどの治療に用いられます。白い食材なので潤い作用が強く、肺や腸を潤し、空咳や痰を鎮めたり、便秘や乾燥肌の解消に効果的。体の余分な湿を取り除いてくれます。同じく潤い効果のある白きくらげ、氷砂糖を一緒に1時間半ほどゆっくり煮て杏仁粉を加えると、喉にいいデザートになりますよ。

春菊

平　辛　甘

こんなときにおすすめ

- イライラする
- 目が充血している
- めまい

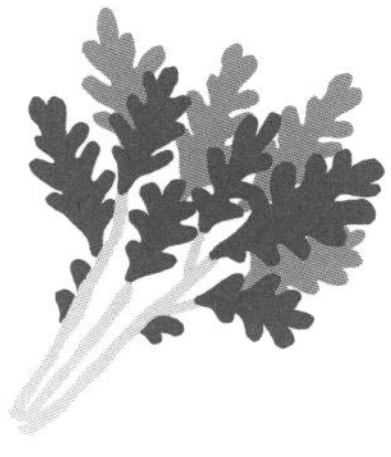

春菊特有の香りには自律神経にアプローチし、胃腸の働きを整える作用があります。胃もたれや食欲不振を改善し、口臭や体臭の軽減にも効果的。また、精神の興奮を鎮めて、怒りや不安といった不安定なメンタルを鎮めます。食べる風邪薬と呼ばれるほど薬効が高く、漢方薬としても古くから使われています。ゆでるとビタミンAなど栄養素がアップするので、香りが飛ばない程度に加熱して食べるといいですよ。

おすすめの食べ方

アクが少なく、生でも食べられる食材なので、加熱の際は香りが飛ばない程度にすると気の巡りにも◎。

春菊の葉摘みサラダ

不安を鎮めるりんごに、リフレッシュ効果のあるゆずと合わせて
メンタルケアの相乗効果が。気の巡りをよくする香りも楽しんで。

材料〈2人分〉

春菊…1束

A
- ゆず（しぼる）…1個
- りんごのすりおろし、オリーブオイル…各大さじ1
- 塩麹…小さじ1～2

作り方

1. 春菊は葉を摘んでさっと冷水に放し、ザルに上げる（茎は汁ものや炒めものなど、他の料理に使ってください）。
2. ボウルに**1**、**A**を入れて混ぜ合わせる。

ゆるゆる養生メモ

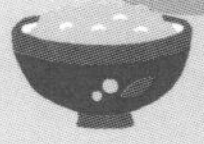

独特の風味で気を動かす、わさび

ツンとした独特の辛みで、和食に欠かせないわさび。強い香りは気を動かし、鬱々とした気持ちをリフレッシュさせてくれます。中国の古典に、ストレスをためない工夫として「心静・体動」という言葉が出てくるのですが、これは心は静かに保ち、体は動かすということ。ストレスをためやすい人は香りの強い食材をとるほか、散歩やストレッチなどを習慣にするといいですよ。

いか

平　鹹

こんなときにおすすめ

- おりものが多い
- 眼精疲労
- 精神が不安定

毎日パソコンやスマートフォンに向かう現代人は、慢性的に肝《かん》を酷使している状態。いかは血を補って肝の働きを助け、リラックスや眼精疲労の回復をサポート。タウリンが多く、コレステロール値を抑えたり、筋肉疲労をやわらげたりする働きもあります。また、生命力の貯蔵庫である腎も助けるので、足腰の弱さや抜け毛など老化による症状が気になる人にもおすすめ。特に冬は腎のケアに力を入れましょう。

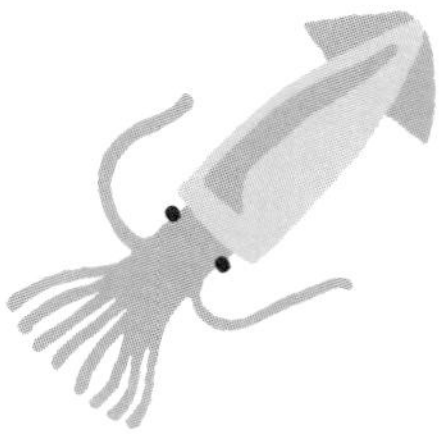

いかのグリルにんじんソース

いかとにんじんの食べ合わせはアンチエイジングにぴったり。
きれいなオレンジのソースで見た目も華やぎます。

材料〈2人分〉

いか…1杯
にんにく…1かけ
サラダ油…大さじ1
しょうゆ…少々
A
- にんじんのすりおろし…大さじ3
- オリーブオイル…大さじ1
- レモン果汁…小さじ2～3
- 塩、こしょう…各少々

作り方

1 いかは内臓を除き、輪切りにする。にんにくは薄切りにする。

2 フライパンにサラダ油と**1**のにんにくを入れて中弱火で熱し、**1**のいかを炒め、しょうゆを回しかける。器に盛り、合わせた**A**をかける。

おすすめの食べ方

刺身もおいしいいか。わさびはもちろん、
しょうがじょうゆもおすすめ。

なめこ

平　甘

こんなときにおすすめ

- 元気が出ない
- 便秘がち
- 動悸や息切れがある
- 多汗

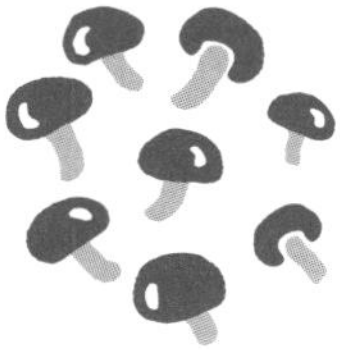

　独特のぬめりが特徴のなめこ。この粘液は水溶性食物繊維で、胃の粘膜を保護し、外敵から体を守ってくれる働きがあります。ですから寒さで抵抗力が落ち、風邪をひきやすくなるこの時期にとてもいい食材。胃腸を整え、消化吸収を促す働きもあります。胃液を保護するので、二日酔いにも効果的。朝一杯のなめこのみそ汁は「毒消し」になるというほど体によくしみ渡り、血液循環も高まりますよ。

おすすめの食べ方

なめこをめんつゆ風味の卵とじにすると気力回復効果がアップ。どんぶりにしても。

避けたい食べ方

火を入れるとしぼむので加熱しすぎに注意。

なめこと豚肉の塩こしょう炒め

豚バラ、にんにくとスタミナ食材を合わせて滋養強壮に効果的。なめこは炒め物にしてもおいしくいただけます。

材料〈2人分〉

なめこ…1パック（100g）
にんにく…1かけ
豚バラ薄切り肉…200g
ごま油…小さじ2
A｜塩、こしょう…各少々

作り方

1　にんにくは薄切りにする。豚バラ肉は食べやすく切る。

2　フライパンにごま油、**1**のにんにくを入れて中火にかけ、豚肉を広げて入れる。**A**をふって両面こんがりと焼いたら、なめこを加えて一気に炒め合わせる。

ゆるゆる養生メモ

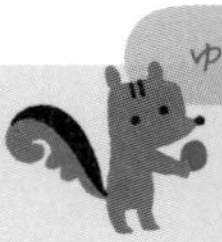

簡単瞑想で心をリフレッシュ

　昨今、一般の人の間でも流行っている瞑想。考えごとで忙しい頭を休め、心をリフレッシュするのに最適です。難しいことはありません。床かいすに座って目を閉じ、ただ静かに呼吸しましょう。雑念が浮かんでも大丈夫。「考えているな」と気づいたら、静かに意識を呼吸に戻します。最初は3分か5分など短い時間で、タイマーをかけて行うと集中しやすいですよ。

DECEMBER

12月の
暮らしと食養生

一年の終わり。忙しくなりやすい時期ですが、
頑張りすぎず、静かに過ごすことが心身を健康に保つキーとなります。
温め作用のあるかぶや長ねぎで冷えを防ぎましょう。

12月

DECEMBER

一年の終わりは静かに過ごし 春に向けて力を蓄えて

冬は活動量を抑え エネルギーを守ろう

12月は一年の終わりでもあり、イベントが多かったり、残業が増えたり、生活が不規則になりやすい時期。仕事もプライベートも忙しくなりがちですが、それとは裏腹に、この時期はとにかく頑張りすぎないことが心身の健康維持に大切です。

○なるべく汗をかかず、潤いを守る。

○なるべく口数を減らして大人しくし、気力を守る。

○なるべく活動を抑えて、体力を守る。

　この三か条を、ぜひ心に留めておいてください。

　冬は生命力を司《つかさど》る腎《じん》が活動的に働く季節です。そして腎は、春に芽吹くための力を蓄える場所でもあります。腎は体を温めるヒーターの役割もになっているため、冬場はただでさえオーバーワークになりがち。そのため冬の健康維持には「冷やさない」工夫がとても大切なのです。上着を羽織る、レッグウォーマーをはく、カイロを使うなどのように、外側から体を温めることも心がけましょう。

　エアコンやストーブ、加湿器なども使って、快適な住環境を保つよう心がけてくださいね。

　そしてストレスフルなこの季節、疲れたら散歩に出たり、焼き立てのパンといれたてのコーヒーなどのいい香りでリラックスしたりと上手にリフレッシュして、早めにストレスを手放してくださいね。

体質別今月のおすすめ食材

気虚タイプ
カリフラワー→P240
山芋→P244
羊肉→P250

血虚タイプ
ほうれん草→P242
黒豆→P247
羊肉→P250

陰虚タイプ
かぶ→P238
ほうれん草→P242
山芋→P244
白菜→P248

気滞タイプ
かぶ→P238
カリフラワー→P240
ゆず→P241
みかん→P245

瘀血タイプ
ほうれん草→P242
長ねぎ→P246
黒豆→P247

今月起こりやすい不調

不調① 老化現象

働きすぎで腎が弱ると、骨が弱くなる、思考力が低下する、耳が遠くなる、髪がパサつくといった症状が現れます。いわゆる老化現象ですね。また、おしっこを体に留めておく力が弱まることで、頻尿も起こります。ですから冬の養生の基本は、腎を徹底ケアすることがポイントになります。

食事でいえば、腎を養う効果がある「黒い食材」または「鹹味《かんみ》をもつ食材」をとることがおすすめです。例えば黒豆やひじきなどがそうですね。

ただでさえ冬は外気の寒さで腎は常に働き、エネルギーを使って体を温め続けている状態です。心身に不調が現れる前にしっかり体を休める、温かくて栄養のあるものを食べるといった、基本的な養生を暮らしの中で意識するといいでしょう。

不調② 血行不良・冷え

寒さで血流が悪くなると、冷えの症状が現れます。冷えを改善するには、体を温める作用をもつ食材を日々の食事にとり入れましょう。今の時期なら、温性の長ねぎやしょうが、シナモン、ラムなどの肉もおすすめです。

なお、寒さによる血行不良は気の巡りを司る肝《かん》に負担がかかり、気が停滞することで不安感が出ることも……。メンタルの不調には腎だけでなく肝を養う食材が有効。この時期だと干ししいたけやししゃもなどもいいですよ。

痰湿タイプ

長ねぎ→P246
黒豆→P247
白菜→P248

今月積極的にとりたい食材

かぶ

温　甘　苦　辛

こんなときにおすすめ

- 胃腸の調子が悪い
- 便秘がち
- 喉が渇く

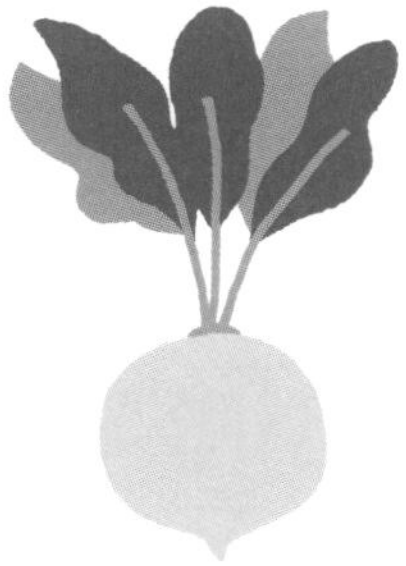

冷えや消化不良など　この時期のトラブルに

かぶは七草の「すずな」で、江戸時代には主に葉の方を食べられていた野菜。白い部分は茎（胚軸）です。温性なので体を内側から温める作用があり、寒さが一段と増してくるこの時期に最適。加熱して食べると胃腸を温め、食べ物の消化を促進。冷えからくる腹痛や消化不良、便秘といったお腹のトラブルを改善します。

また、生で食べると、しもやけやあかぎれ、咳といったこの時期によくある炎症によるトラブルを解消してくれます。頭にのぼった気を鎮め、イライラや興奮を鎮める作用も期待できますよ。

栄養面で見ても、消化酵素のアミラーゼをたくさん含んでいるので、お腹の調子を整える効果が絶大！　年末年始にかけて、食べたり飲んだりする機会が増えるこの時期、体をサポートするのに欠かせない食材です。

おすすめの食べ方

葉にもビタミンCやミネラルがたっぷりなので、刻んでスープや炒め物にするなど、ホールフードを楽しみましょう。

かぶのおすすめレシピ

かぶのジンジャーマリネ

胃の働きをよくするみかんで、胃腸の整え効果がアップ。
しょうががじんわり体を温め、お腹の冷えも改善します。

材料〈2人分〉

かぶ…3個
塩…2つまみ
A｜みかん（しぼる）…1個
　｜オリーブオイル…大さじ1
　｜しょうがのすりおろし
　｜　…小さじ2

作り方

1 かぶは薄切りにし、塩もみする。葉も刻み、塩もみする。
2 ボウルに**1**を入れて**A**を加え、混ぜ合わせる。

かぶのホイル焼き

かぶは加熱すると甘みが増し、ますますおいしく。
オイルと合わせることでカロテンの吸収率が増し、便通作用も高まります。

材料〈2人分〉

かぶ…4個
A｜オリーブオイル…大さじ1
　｜塩…4つまみ

作り方

1 かぶは洗って**A**をふり、半分に切ってアルミホイルにのせる。葉は3cm長さに切り、同じアルミホイルにのせて一緒に包む。
2 熱した魚焼きグリルに**1**を入れ、6〜8分焼く。

ゆるゆる養生メモ

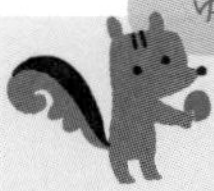

冬はとにかく徹底保温！

冷えに悩む女性は多いもの。特に寒い冬の間は全身すべてを温める意識をもちましょう。頭は毛穴が多く、冷えの邪気が侵入しやすい場所。ですから帽子は冷え対策にとても有効です。レッグウォーマー、腹巻き、マフラー、手袋と、防寒具はフル活用しましょう。長時間のデスクワークは血流が悪化して冷えやすいので、ひざ掛けやヒーターを使うのもおすすめです。

カリフラワー

平　甘　辛

カリフラワーはビタミンCがたっぷり。カリフラワーのビタミンCは熱にも強いので、加熱調理しても損失が少ないのが魅力です。茎にも栄養があるので、捨てずに皮をむいて使いましょう。

　胃腸の働きを回復させ、食欲不振や胃もたれを改善。年末のイベントや集まりなどで胃腸が疲れているときにぴったりですね。気の巡りを促し、老廃物を流す作用も高く、気分が落ち込んでいるときやお腹の張りにもいいですよ。

こんなときにおすすめ

- 疲れている
- 胃腸の調子が悪い
- 気分が沈む

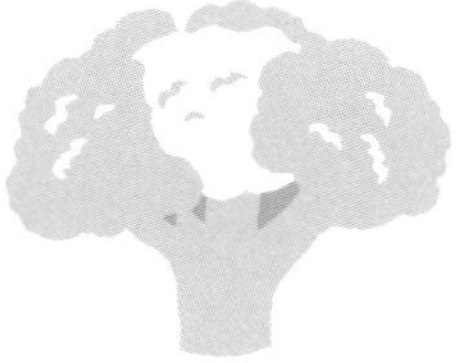

おすすめの食べ方

カリフラワーに多く含まれるビタミンC。鶏や豚肉、鮭などのコラーゲンの生成をサポートします。

カリフラワーの温サラダ

みかんと組み合わせてビタミンCアップ！　風邪予防にも最適です。

材料〈2人分〉

カリフラワー…1/2株

A　みかん（しぼる）…1個
　　オリーブオイル…大さじ1
　　塩、こしょう…各少々

作り方

1　カリフラワーは小房に分け、塩少々と酢少々（ともに分量外）を加えた熱湯で1分40～50秒ゆでる。

2　器に盛り、熱いうちに合わせた**A**をかける。

カリフラワーの酒粕ポタージュ

酒粕の温め効果で、体を元気にする作用が高まります。

材料〈2人分〉

カリフラワー…1/3株

A　酒粕、みそ…各大さじ1
　　豆乳、だし汁…各1カップ

作り方

1　カリフラワーは小房に分け、熱湯でゆでる。

2　**A**を鍋で5分ほど煮る。**1**を加え、好みでミキサーにかける。

ゆず

涼　甘　酸

こんなときにおすすめ

- 落ち込みやすい
- 食欲がない
- 咳が出る

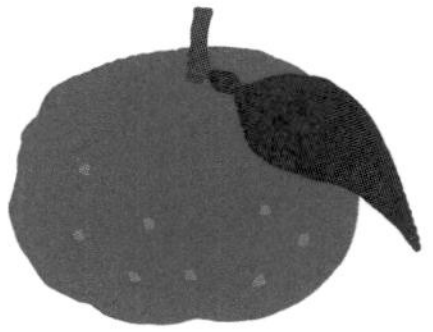

寒さで代謝が落ちると、老廃物がたまってむくみがちに。ゆずの香りは、そうした体内の過剰な水分の排出をサポートしてくれます。香りには気の巡りを促す作用があり、精神安定やリラックス効果が。適度な酸味には疲労回復効果も。皮もビタミンCが豊富なので、余すことなくいただきましょう。りんごや洋梨といったフルーツに果汁をさっとふると、さわやかな香りで甘みを引き立ててくれますよ。

おすすめの食べ方

皮がついたまま種ごとゆずをスライスし、はちみつにつけておくと便利。お湯割りにしたり、煮物に入れたりしても。喉や咳にいいですよ。

ゆず雑炊

お米とゆずで気を補います。ゆずの香りが食欲も刺激します。

材料〈2人分〉

ゆず…1/2 個
塩…小さじ 1/2
鶏ささみ…1 本
ご飯…茶碗 1 杯分
A | 酒…大さじ 2
　| 顆粒鶏ガラスープの素…小さじ 2

作り方

1 ゆずの皮はせん切りにし、塩と合わせる。ささみは食べやすい大きさに切る。
2 鍋に洗ったご飯、水 3 カップ（分量外）、A、**1** を入れて火にかけ、温める。
3 器に盛り、ゆずの果汁を好みの量しぼる。

たらのゆず蒸し

たら＆ゆずで寒さで疲弊した心身を滋養します。体を温めるねぎは冬の養生に大活躍！

材料〈2人分〉

ゆず（輪切り）…4 枚
長ねぎ…1/2 本
たら（切り身）…2 切れ
A | 酒、みそ、みりん…各大さじ 1 と 1/2

作り方

1 長ねぎは薄切りにする。
2 アルミホイルにたらと **1** をおいて混ぜた **A** をかけ、ゆずをのせて包む。熱した魚焼きグリルで 5 ～ 6 分焼く。

ほうれん草

涼　甘

こんなときにおすすめ

- ドライアイ
- 貧血気味だ
- 精神が不安定

豊富な鉄分で血を補い気持ちもリラックス

　乾燥や長時間のデスクワークで起こるドライアイ。体の潤いが低下して涙の分泌量が減ると起こりやすくなるので、加湿器を使うことはもちろん、食材で体を潤すことも大切です。ほうれん草は鉄分が豊富に含まれており、血を補って体に潤いを補給する食材。目はもちろん、乾燥肌にも効果的です。また、涼性なので過剰な熱を取り去り、目の充血を癒す働きも期待できます。

　気持ちを落ち着かせる効果もあるため、眠れないときやリラックスしたいときにもおすすめ。ちなみに結石の原因となるシュウ酸があるので、調理の際は下準備として、さっと塩ゆでして冷水にさらし、水気をしぼります。

　根元の赤い部分には骨を丈夫にするマンガンが含まれているので、余すところなくいただきましょう。

おすすめの食べ方

水気をしぼったあとにしょうゆをかけてしぼる（しょうゆ洗いする）とプロの味に！使うときは根を切ってバラバラにし、汚れやシュウ酸をしっかり落として。

ほうれん草のおすすめレシピ

ほうれん草の黒こしょうと黒ごまあえ

黒ごまは腎に作用し、生命力を高める食材。寒さで弱った体を元気にしてくれます。

材料〈2人分〉

ほうれん草…1束

A | 黒すりごま…大さじ2
  | めんつゆ（3倍濃縮）…大さじ1と1/2
  | 粗びき黒こしょう…少々

作り方

1 ほうれん草は熱湯でゆでてさっと水にさらし、水気をしぼって4cm長さに切る。**A**とあえる。

ほうれん草と白子のグラタン

白子と合わさり、血を補う作用がアップ。滋養強壮力が増し、元気が出ます。

材料〈2人分〉

ほうれん草…1束
玉ねぎ…1/2個
白子…6個
バター…大さじ1
小麦粉…大さじ2

A | 顆粒鶏ガラスープの素…大さじ1
  | 塩、こしょう…各少々

牛乳…300cc

B | オリーブオイル、パン粉、粉チーズ…各大さじ2

作り方

1 玉ねぎは4～5等分に切る。ラップで包み、レンジ（600W）で5分加熱する。ほうれん草はラップで包んでレンジ（600W）で3～4分加熱してさっと水にさらし、4cm長さに切って水気をしぼる。白子は筋を取り、食べやすく切って塩水（分量外）で洗い、ザルに上げる。

2 フライパンにバターを溶かして**1**の玉ねぎを入れて炒め、小麦粉をふって炒める。**A**、牛乳を加えてとろみをつけたら、**1**のほうれん草と白子を入れてひと混ぜし、耐熱容器に入れて**B**をふる。

3 200度に熱したオーブンに**2**を入れ、焦げ目がつくまで15分ほど焼く。

ほうれん草とにんじんのツナサラダ

にんじんと合わせて貧血防止＆抵抗力をさらに高めます。

材料〈2人分〉

ほうれん草…1束
にんじん…1/5本
しょうゆ…大さじ1
ツナ缶（油漬け）…小1缶（70g）

A | しょうゆ、はちみつ…各小さじ1
  | 酢…少々

白すりごま…小さじ2

作り方

1 ほうれん草は根元を中心によく洗い、ラップに包む。にんじんは細切りにしてラップで包む。両方一緒にレンジ（600W）で3～4分加熱する。

2 **1**のほうれん草はさっと水にさらし、水気をしぼってしょうゆをかけてしぼり、4cm長さに切る。

3 にんじん、**2**、ツナ、**A**を合わせ、器に盛って仕上げに白すりごまをふる。

山芋

平　甘

こんなときにおすすめ

- 疲れている
- 頻尿や夜尿がある
- 不眠
- 喉が渇く
- 胃腸の調子が悪い

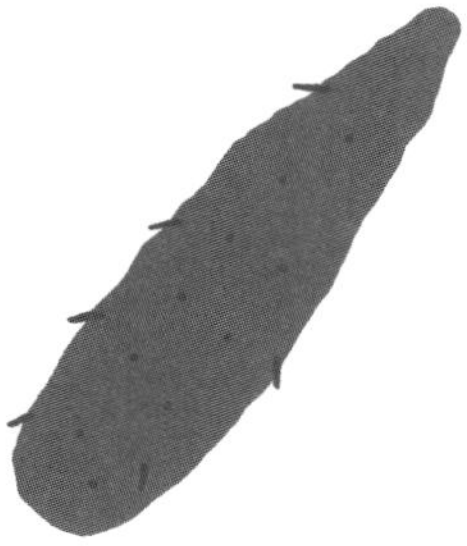

生薬としても使われるエネルギー補給食材

山芋は長芋や大和芋《やまといも》の総称。働きは同じですが、自然薯《じねんじょ》がもっとも薬効が高いとされています。漢方では乾燥させたものを「山薬《さんやく》」という滋養強壮剤として使うほど、エネルギー補給力が高い食材です。

山芋は胃腸の働きを高めて、体を元気にします。胃腸に優しいので、食欲がないときや病中病後にも◎。しっかり食べてエネルギーを補給すると、代謝が高まり、スムーズに不要物を排出したり、脂肪を燃焼したりできるようになります。

さらに、血糖値の上昇を抑える作用もあり、生活習慣病の予防をサポート。この時期、寒さで弱りやすい腎を助けて生命力を高めるため、イライラや落ち込み、更年期障害の緩和にも有効です。老化防止やアンチエイジングにも一役買ってくれますよ。

おすすめの食べ方

すりおろしてとろろにすると、消化酵素もアップ。少し温めるとさらにいいですよ。

山芋のおすすめレシピ

黒ごまのとろろ汁

山芋と同じく腎にいい黒ごまと合わせて、徹底補腎！
消化に負担がかからず、かつエネルギーがしっかり補給できます。

材料〈2人分〉

山芋…200g
だし汁…100cc
しょうゆ…小さじ1～2
黒すりごま…大さじ1と1/2

作り方

1 山芋は皮をむいてすりおろし、だし汁、しょうゆと混ぜる。

2 **1**に黒すりごまをたっぷりふる。

山芋のグリル焼き

山芋は焼くと外はさっくり、中はほっくり食感に。
塩をふって焼くことで、胃腸の働きを整える効果が高まります。

材料〈2人分〉

山芋…200g
塩…少々
わさびじょうゆやしょうがじょうゆ（好みで）…適量

作り方

1 山芋はたわしでこすり、皮つきのまま1.5cmの輪切りにする（ひげ根はコンロであぶると取りやすい）。

2 **1**に軽く塩をふり、熱した魚焼きグリルで焦げ目がつくまで焼く。好みでわさびじょうゆやしょうがじょうゆを添える。

ゆるゆる養生メモ

みかんは抵抗力アップ＆風邪予防にも

漢方では、咳や痰の治療にみかんの皮を干したもの（陳皮）が用いられます。みかんは潤いを与える力があり、乾燥した空気が体内に入ることで発生する咳の解消に効果大。アロマ効果も高く、気の巡りをよくし、胸のつかえをとる効果もあります。ビタミンCやクエン酸が豊富なため、抵抗力を高め、風邪の予防にもおすすめ。冬の健康をサポートしてくれます。

長ねぎ

温　辛

こんなときにおすすめ

- 鼻づまり
- 風邪のひきはじめの悪寒
- 冷え性

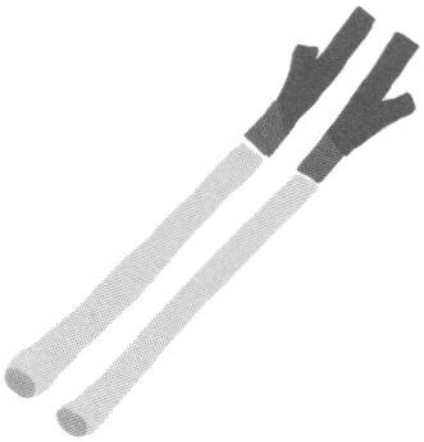

長ねぎは陽気の巡りを促し、体を温める食材。白い部分は体を温める効果が高く、「葱白《そうはく》」という生薬でもあります。

長ねぎは温め、発汗を促し、消化吸収を高める力があります。食欲不振や冷えからくる鼻づまり、冷え性などの解消に効果的。発汗を促す作用もあるため、風邪による悪寒や関節の痛みにもおすすめです。冷えや悪寒から始まる風邪の特効薬でもあるので、寒い日はぜひたくさん食べましょう。

おすすめの食べ方

ビタミンB_1を含む豚肉やラムと一緒に、油を使って炒めたり、蒸したりすると、ビタミンB_1の吸収を助けます。

ねぎまの串焼き

マグロは腎と肝によく、良質なたんぱく質もたっぷり。
どちらも体を温めるので、冷えを改善して元気をつけます。

材料〈2人分〉

長ねぎ…1/2 本
マグロ（刺身）…150g
塩…少々

作り方

1 長ねぎとマグロは同じくらいの長さに切って串に刺し、塩を軽くふる。
2 1を熱した魚焼きグリルでこんがり焼く。

ゆるゆる養生メモ

アイスを食べるなら冬に!?

中医学では冷たいものは推奨しませんが、アイスクリームが好きな人は一定数いますよね。実はアイスを食べるなら、夏より冬がおすすめ。というのも、冬は熱を体内に閉じ込めようと毛穴が閉じているので、冷えづらい状態になっているから。熱を逃そうと毛穴が開いている夏よりも冷えのダメージは少ないといえます。だからといって頻繁に食べるのはやめてくださいね。

黒豆

平　甘

たんぱく質やミネラルが豊富で、血や生命力を養う黒豆。多くのパワーを持っており、エネルギー補給にぴったりです。体のすみずみに血流を促し、末端の冷えや肌荒れにも効果的。月経不順や腰痛を解消し、老化を防ぎます。

また、水分の代謝も促すため、排出しきれない水分によって起こる体の重だるさやむくみの解消にも有効。ブルーベリーと同様にアントシアニンが豊富で、眼精疲労にも高い効果を発揮します。

こんなときにおすすめ

- 疲れやすい
- 足腰が弱い
- のぼせがち

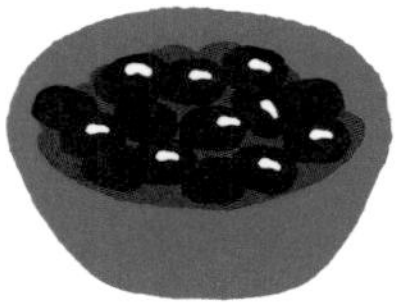

おすすめの食べ方

定番の甘煮以外に、黒酢漬けにすると疲労回復効果が高まります。

から煎り黒豆茶

水で煮出すと香りが立ち、アントシアニンの吸収率がアップ。
たんぱく質が豊富でアンチエイジングにも◎。煮出した後の黒豆も食べられます。

材料〈作りやすい分量〉

黒豆…1カップ

作り方

1. 黒豆は一晩水（分量外）に浸し、フライパンで皮が弾けるまでから煎りする。
2. 1を水適量（分量外）とともに鍋に入れて煮出す。

黒豆しるこ

黒豆に黒すりごま、黒い食材の組み合わせで抗酸化作用と滋養強壮力を高めて。

材料〈2人分〉

黒豆（蒸し煮）…1/2カップ
水…2カップ
黒すりごま…小さじ1
砂糖…大さじ2〜3
塩…ひとつまみ

作り方

1. 鍋にすべての材料を入れ、中弱火で5〜6分煮る。

白菜

平　甘

こんなときにおすすめ

- 胃腸の調子が悪い
- むくむ
- 発熱がある

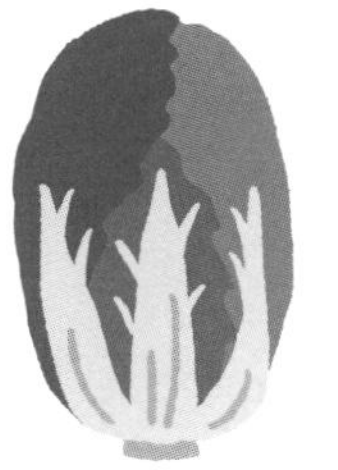

食物繊維がたっぷりで低カロリーな白菜は冬の代表野菜の一つ。水分が豊富で体内の過剰な熱を冷まし、腸や粘膜を潤す効果も。喉の痛みや熱っぽいときにも有効です。胃腸の熱を鎮め、消化機能もアップ。二日酔いや便秘解消にも効果的です。

また、解毒効果が高く、寒さやウイルスなど病気の原因になり得る「外邪《がいじゃ》」の排出を助けるともいわれており、まさにこの時期にぴったりな食材です。

おすすめの食べ方

芯が一番甘く、ごま油で炒めるとますます甘さが引き立ちます。鍋に入れるときも長めに炒めておくとよりおいしい！

塩もみ白菜のおかずサラダ

かつお節は白菜とともに胃腸の働きをサポート。白ごまが腸を潤し、便秘解消効果も。

材料〈2人分〉

白菜…1/5 個

A | 酒、塩、砂糖…各小さじ 1

B | マヨネーズ、白炒りごま…各大さじ 1
　| かつお節…1 パック（5g）

作り方

1 白菜は 1cm 幅に切る。さっとゆでて水気をギュッとしぼり、**A** をもみ込む。

2 **B** を加えてあえる。

白菜の漬物と豚バラ肉の春雨鍋

白菜×豚肉で弱った胃腸を整え、体を潤します。乳酸菌たっぷりの漬物の汁で旨みがアップ！

材料〈2人分〉

白菜の漬物…1 袋（250g）

しいたけ…2 枚

水…1 カップ

緑豆春雨…50g

A | 水…3 カップ
　| 酒…大さじ 2

豚バラ薄切り肉…200g

作り方

1 しいたけは水 1 カップで戻し、厚切りにする。戻し汁は取っておく。白菜は食べやすく切る。春雨はぬるま湯（分量外）に 10 分ほどつけておく。

2 鍋に白菜の漬物とつけ汁 50 ～ 100cc（分量外）、**A**、**1** のしいたけと戻し汁、春雨、食べやすく切った豚肉を入れて肉に火が通るまで煮る。好みでポン酢（分量外）などでいただく。

羊肉

温　甘

こんなときにおすすめ

- 冷えやすい
- 疲れやすい
- ダイエットをしている

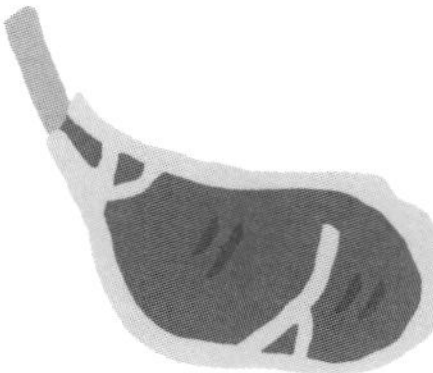

体を温める作用は肉の中でもトップクラス。ジンギスカンは北海道の名物料理でもありますが、寒い地域ならではなのですね。羊肉に含まれるL-カルニチンは脂肪燃焼効果があり、ダイエットにも最適です。

ビタミンや亜鉛、鉄分といったミネラルは肌を潤し、体を元気にしてくれるので、アンチエイジングにも有効。高たんぱくで低カロリーで食べやすいので、お子さんからご年配の方にもおすすめです。

おすすめの食べ方

ダイエット中の人はたっぷりの野菜とともにしゃぶしゃぶにして食べるのがおすすめ。

ラムとにらのジンギスカン

にらも生命力を司る腎に働く食材。にんにく、しょうがとスタミナ食材も合わさって、寒さで弱った体を芯から温めてくれますよ。

材料〈2人分〉

ラム肉（焼き肉用）…200g

A
- 焼き肉のたれ…大さじ3
- にんにくのすりおろし、しょうがのすりおろし…各小さじ2
- シナモンパウダー（あれば）…少々

玉ねぎ…小1個

にら…1/2束

サラダ油…大さじ1

酒…大さじ2

作り方

1 ラムはポリ袋に入れ、**A**を加えてよくもむ。玉ねぎは1cm厚さの輪切り4枚、にらは4cm長さに切る。

2 フライパンを中火にかけてサラダ油をなじませ、**1**の玉ねぎ、にら、肉を順にのせる。酒をふってふたをし、中火で4～5分蒸し焼きにする。ざっくりと全体を混ぜ合わせる。

おわりに

漢方・薬膳とは、もともととても大らかな考えから生まれたものです。冷えたら温める、熱ければ冷ます、足りなければ補う、多ければ除くといったように。病を治すための漢方には生薬などの配合がありますが、日常的にいただく薬膳は日々のおいしい食事のこと。「自分の体質や体調に合った食べ合わせを知る」という、ごくシンプルなものです。

例えば夏バテをしたとき、きゅうりを切ってみそをつけただけだとしても、体の余分な熱を冷ますきゅうりと、温め効果や滋養のあるみそを合わせることで、体の冷やし過ぎを緩和し、疲労回復を担うという効果が生まれます。これが日々の食養生。理《ことわり》がわかっていれば、シンプルでも立派な薬膳になるのです。

２０１５年から３６５日、つらつらとホームページに食を綴って早６年の月日が流れました。中医学には心と体はつながっているという観念がありますが、食は体と心を作り、この両者を統一するからこそ自然治癒力が高まるのだと学びました。「私たちの内にある自然治癒力こそ、真に病を治すものである」とは、かのヒポクラテスの名言です。

おいしい。だから続けられる。自宅で気軽に作れる食養生で、体の内側から元気になれるレシピをたっぷり盛り込みました。心身を労《いた》わる食薬に興味を持ってくださったら、こんなに嬉しいことはありません。とじ込みの「食材早見表」は、四季の特徴を判りやすく描いたもの、ぜひご活用ください。

井澤由美子

食材別インデックス

【中医学監修】

櫻井大典 さくらい・だいすけ

アメリカ・カリフォルニア州立大学で心理学や代替医療を学び、帰国後、イスクラ中医薬研修塾で中医学を学ぶ。中国・首都医科大学附属北京中医医院や雲南省中医医院での研修を修了し、国際中医専門員A級資格取得。日本中医薬研究会に所属し、中医学の振興に努めている。SNSで日々発信されるわかりやすい養生情報が人気を博し、新たな漢方ユーザーを増やし続けている。
主な著書に『気楽に、気うつ消し』（ワニブックス）、『ミドリ薬品漢方堂のまいにち漢方 体と心をいたわる365のコツ』（ナツメ社）など多数。
Twitter @PandaKanpo
HP https://yurukampo.jp/

【食薬・レシピ監修】

井澤由美子 いざわ・ゆみこ

料理家、調理師、国際中医師、国際中医薬膳師。旬の食材の効能と素材の味を生かした、体を健やかに保つレシピが人気。特に発酵食や薬膳に造詣が深く、レモン塩、乳酸キャベツ、薬膳酢ブームの火付け役としても知られる。NHK「きょうの料理」「あさイチ」などの番組出演の他、企業CM、商品開発、雑誌、ラジオなど幅広い分野で活躍している。 著書に『体がよろこぶ お漬け物』（誠文堂新光社）など多数。
HP http://yumikoizawa138.jp/

STAFF

ブックデザイン　白畠かおり
イラスト　とつかりょうこ
編集協力　西島 恵
校正　くすのき舎
DTP　編集室クルー

【主な参考文献】

・『体をおいしくととのえる！食べる漢方』
　櫻井大典監修（マガジンハウス）
・『クスリごはん ゆるゆる漢方』
　櫻井大典監修（リベラル社）
・『増補新版 薬膳・漢方食材＆食べ合わせ手帖』
　喩静、植木もも子監修（西東社）
・『薬膳食典 食物性味表』
　日本中医学院監修（日本中医食養学会）

12か月の食べ合わせ暦

毎日の食事で心と体をととのえる 漢方ごはん

2021年8月10日　第1刷発行
2023年6月10日　第4刷発行

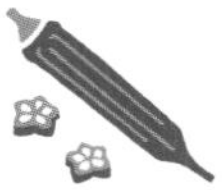

中医学監修　櫻井大典
食薬・レシピ監修　井澤由美子
発行者　永岡純一
発行所　株式会社永岡書店
〒176-8518 東京都練馬区豊玉上1-7-14
代表　03（3992）5155
編集　03（3992）7191
印刷・製本　クループリンティング

ISBN978-4-522-43883-1　C2077